# 能動義手適合検査マニュアル

日本義肢装具学会／監修

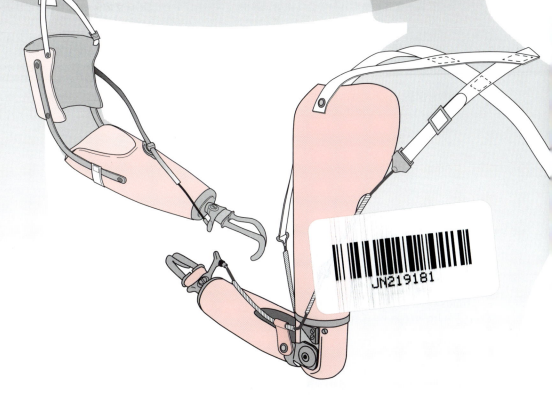

医歯薬出版株式会社

監　修／日本義肢装具学会

編　著／義手適合判定検討委員会（2020 年〜2024 年）

**委員長**

浅見　豊子（医師）　　　　佐賀大学医学部附属病院リハビリテーション科

**委　員**

戸田　光紀（医師）　　　　兵庫県立リハビリテーション中央病院整形外科
髙橋　功次（義肢装具士）　（有）タカハシ補装具サービス
中村　喜彦（義肢装具士）　国立障害者リハビリテーションセンター学院義肢装具学科
増田　章人（義肢装具士）　（株）近畿義肢製作所
須田　裕紀（義肢装具士）　新潟医療福祉大学医療技術学部義肢装具自立支援学科
大西　謙吾（エンジニア）　東京電機大学理工学部電子情報・生体医工学系
大庭　潤平（作業療法士）　神戸学院大学総合リハビリテーション学部作業療法学科
妹尾　勝利（作業療法士）　川崎医療福祉大学リハビリテーション学部作業療法学科

**アドバイザー**

浦田　一彦（義肢装具士）　（公財）鉄道弘済会義肢装具サポートセンター
東原　孝典（義肢装具士）　（有）高松義肢製作所
前野　昭博（製作技術者）　（株）松本義肢製作所

**担当理事**

柴田八衣子（作業療法士）　兵庫県立リハビリテーション中央病院リハビリ療法部
中村　　隆（義肢装具士）　国立障害者リハビリテーションセンター研究所義肢装具技術研究部

**関連学会・団体からの推薦アドバイザー**

公益社団法人日本リハビリテーション医学会：芳賀　信彦　　国立障害者リハビリテーションセンター

公益社団法人日本整形外科学会：田中　洋平　　JR 東京総合病院　リハビリテーション科

公益社団法人日本義肢装具士協会：中村　喜彦　　国立障害者リハビリテーションセンター学院義肢装具学科

一般社団法人日本作業療法士協会：大庭　潤平　　神戸学院大学　総合リハビリテーション学部作業療法学科

一般社団法人日本義肢協会：東原　孝典　　（有）高松義肢製作所

This book is originally published in Japanese under the title of :

Noudou-Gishu Tekigou Kensa Manyuaru

(Manual for Checkout of Body-powered Upper Limb Prosthesis -Japanese version-)

Editorial supervisor :

Nihon Gishi Sougu Gakkai
　The Japanese Society of Prosthetics and Orthotics

© 2025 1st ed.,

ISHIYAKU PUBLISHERS, INC
　7-10, Honkomagome 1 chome, Bunkyo-ku,
　Tokyo, 113-8612, Japan

# 出版に寄せて

　2020 年，日本義肢装具学会に特設委員会として置かれた「義手適合判定検討委員会」においては，義手の発展と普及に資する目的のもと，特定のトピックに特化した議論と作業が重ねられてきたところです．そしてここに，一つの成果物として「日本版 能動義手適合検査表」が完成したことに対しまして，これまでこの委員会を主導されてこられた浅見豊子委員長，様々な作業を積み重ねてこられた委員の方々（大西謙吾委員，大庭潤平委員，須田裕紀委員，妹尾勝利委員，高橋功次委員，戸田光紀委員，中村喜彦委員，増田章人委員），アドバイザーとして加わってくださった浦田一彦先生，東原孝典先生，前野昭博先生，作業に加え担当理事として理事会との橋渡しを下さった柴田八衣子理事，中村隆理事に感謝の意を表します．これらのメンバーは，まさに義手の供給を担う多職種で構成されているところに大きな意義があり，また，義肢装具を専門とする学術団体における委員会として，専門分野で未解決であった部分の検証や，整理が及んでいない情報を精査いただいたところにもう一つの貢献を見出すことができます．

　今後本書が，能動義手適合検査の新たなスタンダードとして臨床と専門教育で大いに活用されることを願い，また，これが本邦だけに留まらず，世界の基準として普及することを望んでおります．

　末筆ながら，本書の発刊にあたりご理解ご協力くださった，公益社団法人日本整形外科学会，公益社団法人日本リハビリテーション医学会，一般社団法人日本作業療法士協会，一般社団法人日本義肢協会，公益社団法人日本義肢装具士協会の皆様へ，日本義肢装具学会を代表し御礼申し上げます．

2024 年 11 月

日本義肢装具学会

理事長　　坂井一浩

# 序

　一般社団法人日本義肢装具学会に設置された特設委員会である「義手適合判定検討委員会」は，従来の能動義手適合検査に関する問題点の整理と検査基準値の検証を行い，新しい適合検査表である「能動義手適合検査表 日本版」を完成させました．この検査表は，義手の処方から完成までの行程に合わせて4段階の検査表9枚で構成されています．

　義手仮合わせ時までの検査

　　① 切断者の身体機能検査表（前腕義手用，上腕義手用）：処方および部品選択を目的とするもの；計2枚

　　② 義手検査表（前腕義手，上腕義手共用）：完成した義手の基本機能の確認と安全使用の保証を目的とするもの；計3枚

　義手完成時の検査

　　③ 義手装着適合検査表（前腕義手用，上腕義手用）：ハーネスおよびケーブルシステムの装着時適合確認を目的とするもの；計2枚

　　④ 義手操作適合検査表（前腕義手用，上腕義手用）：切断者の操作能力確認と義手適合性の確認を目的とするもの；計2枚

　これらの検査表は臨床の場において利用しやすいものとなっておりますが，その実施方法をさらにわかりやすくするためのマニュアル本がここに完成の運びとなりました．

　2016年頃の高橋功次義肢装具士による従来の義手適合検査への問題提起をもって，柴田八衣子作業療法士，大庭潤平作業療法士，浅見での議論が始まり，問題解決に向けた委員会として2020年に設置されましたのが「義手適合判定検討委員会」でした．前記メンバーの他に，理事，委員，アドバイザーとして「義手適合判定検討委員会」に加わってくださったのが，中村隆義肢装具士，大西謙吾エンジニア，須田裕紀エンジニア，妹尾勝利作業療法士，高橋功次義肢装具士，戸田光紀医師，中村喜彦義肢装具士，増田章人義肢装具士，浦田一彦義肢装具士，東原孝典義肢装具士，前野昭博エンジニアという，義手について常に熱く語れる皆様でした．委員会設置後はコロナ禍も挟みましたが，WEB会議や時には2日間かけての対面作業などを通して，全委員による多くの熱心な議論が重ねられ，4年もの歳月を経てこうして産声をあげました本書に，関係者の一人として大きな喜びを感じております．

　また，芳賀信彦医師や田中洋平医師をはじめとしました公益社団法人日本整形

外科学会や公益社団法人日本リハビリテーション医学会，一般社団法人日本作業療法士協会，公益社団法人日本義肢装具士協会，一般社団法人日本義肢協会の5団体の皆様にも多大なるご協力をいただきましたことに，あらためて心よりお礼申し上げます．

　これから本書が，学校や病院，義肢製作所，関係施設などに常備され，義手に関わる全ての皆様にとって身近でお役に立てる1冊となりますことを心より願っております．

2024年12月

日本義肢装具学会「義手適合判定検討委員会」

委員長　　　浅見豊子

# 目　次

出版に寄せて ……………………………………………………………………………… iii

序 ………………………………………………………………………………………… v

目次 ……………………………………………………………………………………… vii

本書に付属する動画の利用について …………………………………………………… xii

## 第1章　はじめに　　1

**1** 義手とは ……………………………………………………………………… 2

**2** 日本版 義手適合検査 検討に至る背景とコンセプト ………………………… 2

**3** 本マニュアルの項目（使い方） …………………………………………… 4

## 第2章　前腕義手の適合検査　　5

**❶ 前腕義手適合検査のための身体機能検査** ………………………………… 6

　　■ 前腕義手適合検査のための身体機能検査とは ……………………… 6

　　**1** 断端部の状態 ……………………………………………………… 8

　　　　1-1 断端創の状態 …………………………………………………… 8

　　　　1-2 断端部感染兆候 ………………………………………………… 9

　　　　1-3 その他（参考事項） …………………………………………… 10

　　**2** 上肢長の測定 ……………………………………………………… 11

　　**3** 関節可動域の測定 ………………………………………………… 13

**❷ 前腕義手検査** ……………………………………………………………… 18

　　■ 前腕義手検査とは ………………………………………………… 18

　　■ 前腕能動義手の構成と名称 ……………………………………… 20

　　**1** 仕様 ………………………………………………………………… 21

　　**2** 仕上げ ……………………………………………………………… 22

　　**3** 手先具 ……………………………………………………………… 23

　　**4** 手継手 ……………………………………………………………… 24

　　**5** コントロールケーブルシステム ………………………………… 25

　　　　5-1 ケーブルの取り付け（ボールターミナルとハンガーの取り付け）

　　　　　 ……………………………………………………………………… 25

　　　　5-2A ケーブルハウジングの長さと位置：近位部 ……………… 26

　　　　5-2B ケーブルハウジングの長さと位置：遠位部 ……………… 27

vii

| | | | |
|---|---|---|---|
| | | 5-3 ベースプレートの固定性 | 28 |
| | | 5-4 クロスバーカバーの可動性 | 29 |
| | 6 | ハーネスの腋窩パッド | 30 |
| | 7 | 義手の長さ | 31 |
| | 8 | 義手の重さ | 33 |

## ❸ 前腕義手の装着適合検査 ……………… 34

| | | |
|---|---|---|
| ■ | 前腕義手の装着適合検査とは | 34 |
| ■ | 前腕能動義手の構成と名称 | 36 |
| 1 | 断端の収納状況 | 37 |
| 2 | ソケットの適合 | 38 |
| 3 | たわみ継手の取り付け位置 | 39 |
| 4 | 上腕半カフの位置 | 40 |
| 5 | ハーネス | 41 |
| | 5-1 ハーネスクロスの位置 | 41 |
| | 5-2 コントロールアタッチメントストラップの走路 | 43 |
| | 5-3 Yストラップの懸垂状況 | 44 |
| | 5-4 ハーネスのゆとり | 45 |
| 6 | 義手の長さ | 46 |
| 7 | コントロールケーブルシステム | 47 |
| | 7-1 ベースプレートの位置 | 47 |
| | 7-2 クロスバーの位置 | 49 |
| | 7-3A ケーブルハウジングの長さ：たるみ | 50 |
| | 7-3B ケーブルハウジングの長さ：遠位部 | 51 |
| | 7-3C ケーブルハウジングの長さ：近位部 | 52 |
| | 7-4 ハンガーの位置 | 53 |
| | 7-5 コントロールケーブルシステムの走路 | 54 |

## ❹ 前腕義手の操作適合検査 ……………… 56

| | | |
|---|---|---|
| ■ | 前腕義手の操作適合検査とは | 56 |
| ■ | 前腕能動義手の構成と名称 | 58 |
| 1 | 可動域の測定 | 59 |
| 2 | 伝達効率（コントロールケーブルシステム） | 62 |
| 3 | 操作効率 | 64 |
| 4 | 手先具の固定性と可動性 | 66 |
| 5 | 懸垂力に対する安定性 | 67 |

目　次

## 第3章　上腕義手の適合検査　69

**❶ 上腕義手適合検査のための身体機能検査** ………………………………… 70

　■ 上腕義手適合検査のための身体機能検査とは ……………………… 70

　**1** 断端部の状態 ……………………………………………………… 72

　　**1-1** 断端創の状態 ……………………………………………… 72

　　**1-2** 断端部感染兆候 …………………………………………… 73

　　**1-3** その他（参考事項） ……………………………………… 74

　**2** 上肢長の測定 ……………………………………………………… 75

　**3** 関節可動域の測定 ………………………………………………… 77

**❷ 上腕義手検査** …………………………………………………………… 80

　■ 上腕義手検査とは ………………………………………………… 80

　■ 上腕能動義手の構成と名称 ……………………………………… 82

　**1** 仕様 ………………………………………………………………… 83

　**2** 仕上げ ……………………………………………………………… 84

　**3** 手先具 ……………………………………………………………… 85

　**4** 手継手 ……………………………………………………………… 86

　**5** コントロールケーブルシステム ………………………………… 87

　　**5-1** ケーブルの取り付け（ボールターミナルとハンガーの取り付け）

　　　 ……………………………………………………………… 87

　　**5-2A** ケーブルハウジングの長さと位置：上腕近位部 …………… 88

　　**5-2B** ケーブルハウジングの長さと位置：前腕遠位部 …………… 89

　　**5-2C** ケーブルハウジングの長さと位置：肘継手部 …………… 90

　　**5-3** ベースプレートの固定性 ………………………………… 91

　　**5-4A** リフトレバー：位置 ……………………………………… 92

　　**5-4B** リフトレバー：可動性 …………………………………… 93

　**6** 肘継手の屈曲可動域 ……………………………………………… 96

　**7** 肘屈曲に必要な力 ………………………………………………… 97

　**8** 肘継手の動作確認（ロック・アンロック） …………………… 98

　**9** ターンテーブル …………………………………………………… 99

　**10** ハーネスの腋窩パッド …………………………………………… 101

　**11** 義手の長さ ………………………………………………………… 102

　**12** 義手の重さ ………………………………………………………… 103

**❸ 上腕義手の装着適合検査** ……………………………………………… 104

　■ 上腕義手の装着適合検査とは …………………………………… 104

　■ 上腕能動義手の構成と名称 ……………………………………… 106

ix

| | | |
|---|---|---|
| **1** 断端の収納状況 | …………………………………………… | 107 |
| **2** ソケットの適合 | …………………………………………… | 109 |
| **3** ハーネス | …………………………………………… | 111 |
| 3-1 ハーネスクロスの位置 | ………………………………………… | 111 |
| 3-2 コントロールアタッチメントストラップの走路 | ……………… | 113 |
| 3-3 外側懸垂バンドの懸垂状況 | ……………………………… | 114 |
| 3-4 肘ロックコントロールストラップの長さ | ……………………… | 116 |
| 3-5 ハーネスのゆとり | …………………………………………… | 117 |
| **4** 義手の長さ | …………………………………………………… | 118 |
| **5** コントロールケーブルシステム | ……………………………… | 119 |
| 5-1 ベースプレートの位置 | ……………………………………… | 119 |
| 5-2A ケーブルハウジングの長さ 前腕ケーブルハウジング：遠位端 | | |
| | …………………………………………………………… | 121 |
| 5-2B ケーブルハウジングの長さ 上腕ケーブルハウジング：近位端 | | |
| | …………………………………………………………… | 122 |
| 5-3 ハンガーの位置 | ……………………………………………… | 123 |
| 5-4 コントロールケーブルシステムの走路 | ……………………… | 124 |

## ❹ 上腕義手の操作適合検査 …………………………… 125

| | | |
|---|---|---|
| ▨ 上腕義手の操作適合検査とは | ……………………………………… | 125 |
| ▨ 上腕能動義手の構成と名称 | ………………………………………… | 127 |
| **1** 可動域の測定 | …………………………………………………… | 128 |
| **2** 伝達効率（コントロールケーブルシステム） | ………………… | 131 |
| **3** 操作効率 | ………………………………………………………… | 133 |
| **4** 手先具の固定性と可動性 | ……………………………………… | 135 |
| **5** ターンテーブルの固定性と可動性 | …………………………… | 137 |
| **6** 懸垂力に対する安定性 | ………………………………………… | 139 |
| **7** 肘ロックコントロールストラップの適合 | …………………… | 141 |

| 第4章 | 能動義手の適合検査におけるエビデンス | 143 |
|---|---|---|

はじめに ……………………………………………………………………… 144

**1** 手先具力源ゴムの枚数とケーブル牽引力，フックの把持力 ……………… 145

**2** 上腕義手におけるリフトレバーの取り付け位置 …………………………… 149

**3** ケーブル・ハウジングの種類と組み合わせによる摩擦の特性 …………… 151

参考文献一覧 ………………………………………………………………… 155

| 付 録 | 各検査表用紙 | 163 |
|---|---|---|

## 本書に付属する動画の利用について

　日本義肢装具学会が製作した義手適合検査の解説動画を，本書付属のコンテンツとして視聴することができます．解説動画は，前腕義手と上腕義手のそれぞれにおいて，主な検査項目について解説した動画となります．

　以下のURLまたはQRコードからウェブページにアクセスしてください．ページ上の項目をクリック／タップすると動画を視聴することができます．

https://www.ishiyaku.co.jp/ebooks/266880/

　また，本文中に掲載されているQRコードを読み込むと，該当の検査に関する部分の動画を直接再生することができます．

**［動作環境］**
Windows 10 以上の Microsoft Edge，Google Chrome 最新版
macOS 13 以上の Safari 最新版
Android 12.0 以上の Google Chrome 最新版
iOS ／ iPadOS 16 以上の Safari 最新版
※フィーチャーフォン（ガラケー）には対応しておりません．

**◆注意事項**
・お客様がご負担になる通信料金について十分にご理解のうえご利用をお願いします．
・本コンテンツを無断で複製・公に上映・公衆送信（送信可能化を含む）・翻訳・翻案することは法律により禁止されています．

**◆お問い合わせ先**
以下のページからお問い合わせをお願いします．
https://www.ishiyaku.co.jp/ebooks/inquiry/
※お電話でのお問い合わせには対応しておりません．ご了承ください．

# 第1章　はじめに

第1章　はじめに

## 1 義手とは

義肢（prosthesis）とは，切断により四肢の一部を欠損した場合に，元の手足の形態または機能を復元するために装着，使用する人工の手足である[1]．

1988年（昭和63年）4月より施行された義肢装具士法のなかでは「義肢とは，上肢又は下肢の全部又は一部に欠損のある者に装着して，その欠損を補てんし，又はその欠損により失われた機能を代替するための器具器械をいう」[2]と示されている．

**義手**（upper-limb prosthesis）とは，上肢の切断・欠損に用いられる元の手の形態または機能を復元するために装着・使用する人工の手の総称である．

義手の分類には，切断部位，機能，装着する時期などにより，様々な名称がある．

切断部位による分類では，肩甲胸郭間切断や肩関節離断であれば肩義手，上腕切断であれば上腕義手，肘関節離断であれば肘義手，前腕切断であれば前腕義手，手関節離断であれば手義手と，解剖学的な切断レベルにより名称が規定されている．

義手の機能面の分類としては，装飾用義手・能動義手・作業用義手・筋電義手がある．その中で，能動義手とは，体内力源式義手であり，肩甲帯周囲と体幹の動きを利用して，ハーネス・コントロールケーブルシステムを介して，継手（肩や肘）や手先具の操作を行う[3]ものである．

義手製作にあたっては，切断者の要望を十分尊重し，各切断者に最も適した義手処方，訓練方法を決定する．完成した義手が処方の通りに製作されているか，また，能動義手では，切断者に対して十分な機能を発揮できるか，基本的な操作が可能であるかを確認するために適合検査（チェックアウト）を行い，必要に応じて調整する．適合検査は，理想的には義手の処方に携わった医師，作業療法士，義肢装具士らがチームを組み行うことが望ましい．

## 2 日本版 義手適合検査 検討に至る背景とコンセプト

完成された義手は，処方通りに製作されているか，また，能動義手では切断者に対して十分な機能を発揮できるか，確認するための適合検査を実施しなければならない．

能動義手の適合検査は，1958年に米国のENGINEERING・UNIVERSITY OF CALIFORNIA AT LOS ANGELES（カリフォルニア大学 生体力学研究所）が発行した，『MANUAL of UPPER EXTREMITY PROSTHETICS』[4]のCHAPTER XIにPROSTHESIS CHECKOUTとして開発の背景や経緯，検査方法が掲載された．

本邦では，1970年発刊の飯田卯之吉 著『義肢　理論と実際』（医歯薬出版）において翻訳され，1972年 武智秀夫・明石謙 著『義手』で紹介されてから現在に至っている．永年にわたり継続的に紹介されていく中で翻訳や引用過程，数値の変換，臨床経験上の加筆などにより，検査内容の解釈や表記方法，基準数値にバラつきがあり，臨床現場をはじめ義肢装具士や作業

療法士の養成校である教育現場や国家試験への影響が生じている．また，米国では，1970年頃にNYU義手テキスト[5]において検査基準値の改訂が行われていることもあり，国内における義手適合検査の再検証と検査基準の検討が望まれていた．

そのため，今回改めて一般社団法人　日本義肢装具学会として，現状で使用されている義手の適合検査を再検討し，新しい日本版の適合検査を作成することを目的とした特設委員会を設置した．

能動義手適合検査表日本版では，これまでの能動義手適合検査のそれぞれの工程に沿って，最低限の確認が必要な項目を抽出している．

義手は切断者の身体機能や使用目的に応じて処方される．そして，製作・仮合わせを行い義手が完成する．今回作成した能動義手適合検査表日本版では，切断者に対して身体状態が義手装着に適切であるかを確認する．義手については，最初に義手単体で切断者が装着する前に製品として適切に製作されているかを確認する．その後，義手を装着した初期段階での義手装着の適合検査を行う．そして，義手が切断者と適合しており，かつ操作を行えるかの確認作業としての義手操作の適合検査を行う，という構成となっている．それらの検査内容を明文化し，検査方法のマニュアルと検査用紙を作成することで，検査の標準化を目指している．

検査は上記の工程に沿って，①適合検査のための身体機能検査，②義手検査，③義手装着適合検査，④義手操作適合検査の4段階に分かれており（図1-1），それぞれに，前腕切断（前腕義手）用・上腕切断（上腕義手）用の検査方法のマニュアルと検査用紙をセットにしている．

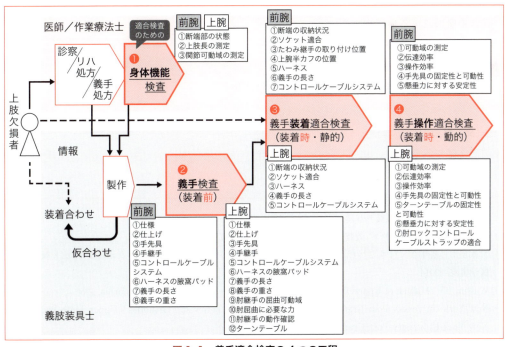

図1-1　義手適合検査の4つの工程

第1章　はじめに

## ❸　本マニュアルの項目（使い方）

このマニュアルでは，各検査について項目ごとに，目的，方法，基準・標準，異常の原因，
所見・現象，備考に分けて記載している．これは，巻末にある検査用紙とセットとなっている．
各項目の記載内容について以下に示す．

**目的**

検査を実施し，実現しようとして目指す事柄や行動のねらい．

**方法**

検査の目的を果たすための手段・やり方．
道具：検査で使用する道具．
概要：検査の要点・おおすじ．

**基準・標準**

検査の目指す基準値や標準となる目安．

**異常の原因**

基準・標準を満たさない場合に，原因となる可能性のあるポイント．

**所見**　**現象**

異常の原因による症状や状態．

**備考**

適切な対応や製作のために参考となる知識や情報．

── 文　献 ──

引用文献や参考文献．

── 文　献 ──

1) 加倉井周一（編）：義肢装具辞典．p28，創造出版，1991．
2) 日本義肢装具学会（監修）：義肢学 第3版．p2，医歯薬出版，2015．
3) 日本整形外科学会・日本リハビリテーション医学会（監修）：義肢装具のチェックポイント 第8版．p93，
   医学書院，2014．
4) William RS：Manual of Upper Extremity Prosthetics. 2nd ed. University of California, 1958.
5) New York University Post-Graduate Medical School, Prosthetics and Orthotics：Upper-Limb Prosthetics.
   New York University Post-Graduate Medical School, 1971.

# 第 2 章　前腕義手の適合検査

第2章 | 前腕義手の適合検査

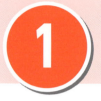

# 前腕義手適合検査のための身体機能検査

## ■ 前腕義手適合検査のための身体機能検査とは

　前腕義手適合検査のための身体機能検査の目的は，前腕能動義手を操作するために必要な身体機能を把握することである．前腕切断者の身体機能を把握するためには，様々な検査を実施する必要がある．一方で，検査項目が増えるほど切断者，検査者の負担は増加するため，それらを考慮した適切な検査を設定する必要がある．

　今回，一般社団法人日本義肢装具学会版の義手適合検査として作成した「前腕義手適合検査のための身体機能検査」の目的は，前腕能動義手の適合検査を実施するために必要最低限の情報を確実に把握することとした．そのため，検査項目は，①断端部の状態，②上肢長の測定，③関節可動域の測定，の3項目とした．

　本検査の各項目における概要は以下の通りである．
**①断端部の状態**
　外傷を原因とする切断において，骨・関節・筋肉・靱帯などは著しく損傷していることが多く，その影響を評価する必要がある．また，疾病を原因とする場合も，原疾患が断端に影響を及ぼしていないかを確認することは重要である．そのため，下位項目として，断端創の状態，断端部感染兆候，その他の断端部の状態を把握するための参考事項を確認することとした．
**②上肢長の測定**
　義手の製作にあたり，断端長や切断レベル，切断肢と非切断肢の長さの差を把握しておくことは必要不可欠である．切断肢の断端長を測定し，非切断肢は上腕骨外側上顆から母指先端までを義手長の参考値として測定する．そして，断端長から切断レベルの算出方法を記載することで，前腕切断極短断端・前腕切断短断端・前腕切断中断端（標準断端）・前腕切断長断端・手関節離断のいずれに当てはまるかを確認しやすいようにした．
**③関節可動域の測定**
　上肢切断において関節可動域の保持は能動義手の操作や義手を使用した動作を遂行するうえで重要である．測定する関節は，前腕能動義手の操作やソケットの適合に大きく影響を与える肩関節・肘関節・前腕とし，日本リハビリテーション医学会・日本整形外科学会らによる「関節可動域表示法ならびに測定法」[1]に従って測定することとした．関節可動域は自動運動と他動運動の両方を測定する．他動運動だけでなく自動運動の測定により，運動障害の有無を確認する．

検査表は，一側上肢切断者の場合，前腕切断者は「前腕義手適合検査のための身体機能検査表」を，上腕切断者は後述する「上腕義手適合検査のための身体機能検査表」（巻末付録参照）を選択する．

　両側上肢切断者は，それぞれの切断高位に応じて前腕用もしくは上腕用を選択する．

### 文　献

1）日本リハビリテーション医学会・日本整形外科学会・日本足の外科学会：関節可動域表示法ならびに測定法改訂について（2022 年 4 月改訂）．*Jpn J Rehabil Med* 58：1188-1200, 2021.

## 1 断端部の状態

### 1-1 断端創の状態

**目的**

　断端創の有無および治癒状態，ならびに断端部の植皮の有無と生着状態を確認し，義手の装着と操作が可能かどうかを検討する．

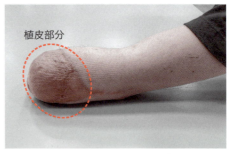

図 2-1　断端創の状態の確認

**方法**
①断端創が治癒しているかを目視で確認する．
②断端部の植皮の有無を目視で確認する（図2-1）．

**基準・標準**
・断端創が治癒している．
・植皮部が生着している．

**異常の原因**
・創部治癒不全．
・植皮部生着不全．
・感染（p9参照）．

**所見**
・創部治癒不全，植皮部生着不全がある場合，局所が開放創となり浸出液を伴うことが多い．
・感染がある場合，局所に熱感・発赤・腫脹・疼痛を認めることが多い（p9参照）．
・これらを認めた場合は，医師から適切な診断，治療を受ける必要がある．

**備考**
・断端創，植皮部が治癒，生着していない場合，義手の装着は皮膚状態を悪化させる可能性がある．義手製作が適切か医療職で検討する．
・植皮部の表在感覚は脱失している（遊離植皮の場合）ため，強い圧迫を避けるなど，ソケットの適合には十分に注意する．

## 1-2 断端部感染兆候

**目的**
断端部の感染兆候の有無を確認し,義手の装着と操作が可能かどうかを検討する.

**方法**
①断端部の熱感・発赤・腫脹・疼痛の有無を目視と触知で確認する(図2-2).

**基準・標準**
・断端部の熱感・発赤・腫脹・疼痛がない.
・疼痛は認めても,熱感・発赤・腫脹を伴わない.

**異常の原因**
・感染.

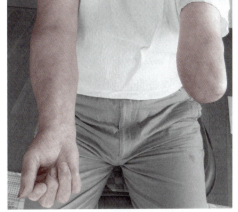

図2-2 断端部の観察
正常な状態.

**所見**
・断端部の皮膚熱感・発赤・腫脹・疼痛の四徴は感染を示唆する.断端創部が治癒していても,皮下で感染を生じている可能性を考慮する.
・これらを認めた場合は,医師から適切な診断,治療を受ける必要がある.

**備考**
・疼痛を認めても,皮膚発赤・腫脹・熱感を伴わない場合,感染以外に断端痛,幻肢痛,神経腫などの可能性が考えられる.
・植皮部は生着していても,周囲皮膚と色調が異なり,特に手術後早期では健常な皮膚に比べて発赤がみられることがある.

## 1-3 その他（参考事項）

### 目的
断端の状態について，感覚障害，断端痛，幻肢・幻肢痛，浮腫，筋収縮の有無などを確認する．

### 方法
① 断端部の感覚検査を実施する．
② 幻肢・幻肢痛は切断者に聴取して確認する．
③ 浮腫の有無や程度を確認する．
④ 断端部の筋収縮を目視，または触知で確認する．

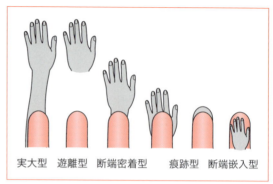

図 2-3 幻肢の評価に用いられる大塚の分類
実大型　遊離型　断端密着型　痕跡型　断端嵌入型

### 基準・標準
・感覚障害，幻肢・幻肢痛，筋収縮とも特に基準・標準となる指標はない．

### 異常の原因
・断端の痛みについては，神経断端部の刺激による疼痛，断端の循環障害による疼痛，中枢神経系の疼痛がある[2]．
・断端部の筋収縮を認めない場合，麻痺が原因である可能性がある．断端部の筋収縮を認めなくても，能動義手の製作・適合は可能である．ただし，麻痺により肩関節や肘関節の運動が制限される場合は，義手操作に影響する可能性がある．
・幻肢・幻肢痛の原因は不明だが，上肢切断者には比較的よく認められる．

### 備考
・幻肢の現れ方については，大塚は，実大型，遊離型，断端密着型，痕跡型，断端嵌入型の5つに分類している（図 2-3）[2]．

---
**文　献**
2) 澤村誠志：切断と義肢 第 2 版. p491, 医歯薬出版, 2016.

## 2 上肢長の測定

**目的**

前腕義手の長さを決めるために測定する．

一側上肢切断者の義手の長さは非切断肢を基準にする．

両側上肢切断者の義手の長さはCarlyle index（カーライルインデックス）を基準にする[3]．

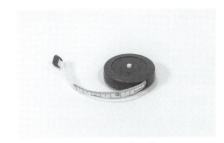

図2-4　テープメジャー

**方法**

道具：テープメジャー（図2-4）．

測定肢位：腰かけ座位，または立位で解剖学的肢位とし，前腕回外位，指を伸展位にした姿勢をイメージして前腕部を保持する（図2-5）．

1) 前腕切断の上肢長の測定（図2-6）

切断肢の断端長は，
　①上腕骨外側上顆〜断端部末端の長さ．

非切断肢の前腕長は，
　②上腕骨外側上顆〜橈骨茎状突起の長さ．

義手長参考値として，
　③上腕骨外側上顆〜母指先端の長さ．
各々を測定する．

2) 切断レベルの算出

切断レベルの算出を行い，前腕義手適合検査のための身体機能検査表の該当する切断レベルを確認する．

切断レベルの算出方法（％）＝ ①/② ×100

切断レベルによる分類（図2-7）

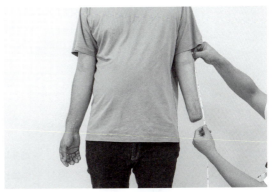

図2-5　検査肢位

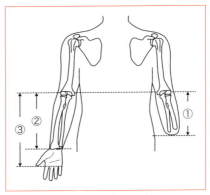

図2-6　上肢長の測定
①上腕骨外側上顆〜断端末端部
②上腕骨外側上顆〜橈骨茎状突起
③上腕骨外側上顆〜母指先端

- 前腕切断　極短断端　　　　　　：35％未満
- 前腕切断　短断端　　　　　　　：35％以上 55％未満
- 前腕切断　中断端（標準断端）：55％以上 80％未満
- 前腕切断　長断端　　　　　　　：80％以上 100％未満
- 手関節離断　　　　　　　　　　：100％

**備考**

両側上肢切断の義手長は，Carlyle index を用いて算出する．

- ②前腕長　　　　（上腕骨外側上顆〜橈骨茎状突起）：0.14×切断者の身長[4]
- ③前腕義手長の参考値（上腕骨外側上顆〜母指先端）：0.21×切断者の身長

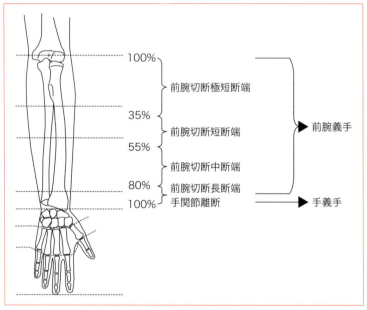

図 2-7　切断レベルによる分類（前腕切断）

— 文　献 —

3) 澤村誠志：切断と義肢 第2版. p107, 医歯薬出版, 2016.
4) Carlyle LC：Using body measurements to determine proper lengths of artificial arms. National Research Council. University of California, 1951.

1　前腕義手適合検査のための身体機能検査

## 3 関節可動域の測定

➡動画でチェック

### 目的

切断後の身体の各部位を動かしたときの関節の運動範囲を測定する．また，義手操作や義手による日常生活動作に必要な関節可動域を確認する．

### 方法

道具：関節角度計（図2-8），シールまたは水性ペン．

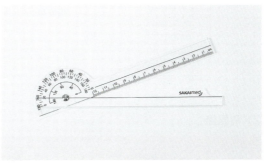

図2-8　関節角度計

日本リハビリテーション医学会，日本整形外科学会らによる「関節可動域表示法ならびに測定法」[5]に従って関節可動域を測定する．

### 1）肩関節

| 部位名 | 運動方向 | 参考可動域角度 | 基本軸 | 移動軸 | 測定肢位および注意点 | 参考図 |
|---|---|---|---|---|---|---|
| 肩 shoulder （肩甲帯の動きを含む） | 屈曲（前方挙上）forward flexion | 0-180 | 肩峰を通る床への垂直線（立位または座位） | 上腕骨 | 前腕は中間位とする．体幹が動かないように固定する．脊柱が前後屈しないように注意する． | 屈曲／伸展 |
| | 伸展（後方挙上）backward extension | 0-50 | | | | |
| | 外転（側方挙上）abduction | 0-180 | 肩峰を通る床への垂直線（立位または座位） | 上腕骨 | 体幹の側屈が起こらないように90°以上になったら前腕を回外することを原則とする． | 外転／内転 |
| | 内転 adduction | 0 | | | | |
| | 外旋 external rotation | 0-60 | 肘を通る前額面への垂直線 | 尺骨 | 上腕を体幹に接して，肘関節を前方に90°に屈曲した肢位で行う．前腕は中間位とする． | 外旋／内旋 |
| | 内旋 internal rotation | 0-80 | | | | |

13

第2章 前腕義手の適合検査

| | 水平屈曲<br>horizontal<br>flexion<br>(horizontal<br>adduction) | 0-135 | 肩峰を通る矢状面への垂直線 | 上腕骨 | 肩関節を90°外転位とする. | |
|---|---|---|---|---|---|---|
| | 水平伸展<br>horizontal<br>extension<br>(horizontal<br>abduction) | 0-30 | | | | |

### 2）肘関節

| 部位名 | 運動方向 | 参考可動域角度 | 基本軸 | 移動軸 | 測定肢位および注意点 | 参考図 |
|---|---|---|---|---|---|---|
| 肘<br>elbow | 屈曲<br>flexion | 0-145 | 上腕骨 | 橈骨 | 前腕は回外位とする. | |
| | 伸展<br>extension | 0-5 | | | | |

### 3）前腕

| 部位名 | 運動方向 | 参考可動域角度 | 基本軸 | 移動軸 | 測定肢位および注意点 | 参考図 |
|---|---|---|---|---|---|---|
| 前腕<br>forearm | 回内<br>pronation | 0-90 | 上腕骨 | 手指を伸展した手掌面 | 肩の回旋が入らないように肘を90°に屈曲する. | |
| | 回外<br>supination | 0-90 | | | | |

※切断側の前腕回内・回外について

切断側の前腕回内・回外運動の測定は，移動軸となる手指を伸展した手掌面が欠損している．そのため，以下の方法で測定する．

**基本肢位**：腰かけ座位，または立位で切断側上肢を肩関節中間位として上腕を体側に接し，肘関節90°屈曲位，前腕を中間位で手掌を体側に向けて，手指伸展位にした姿勢をイメージして前腕部を保持する（図2-9）.

**測　定**：前額面から断端末を測定（図

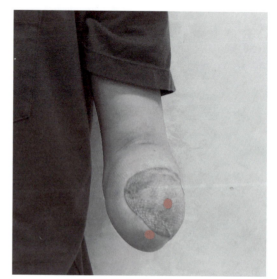

図2-9　左前腕切断（短断端）前腕長：23.8cm 54％ 肘90°屈曲位橈骨遠位端と尺骨遠位端

14

1 前腕義手適合検査のための身体機能検査

2-9, 10).

**基本軸**：上腕骨を通る床に垂直な線.

**移動軸**：断端末端面に補助線（※）を引き，これを移動軸とみなして測定する.

※補助線：橈骨遠位端と尺骨遠位端を結ぶ線.

**交　点**：前腕軸（上腕骨を通る床に垂直な線と，橈骨遠位端と尺骨遠位端を結ぶ線）.
※回内・回外運動の中心は尺骨遠位端.

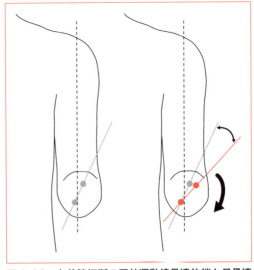

図 2-10　左前腕切断の回外運動橈骨遠位端と尺骨遠位端

備考 1

前腕切断時の残存回旋角度（**図 2-11**）[6].

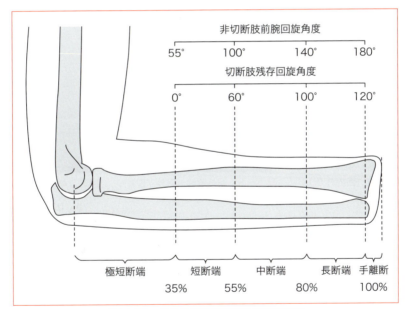

図 2-11　前腕切断切断時の残存回旋角度

## 第 2 章　前腕義手の適合検査

> **備考 2**

・左前腕切断　前腕長：26.0 cm　83％（長断端）の測定例（図 2-12 〜 14）．

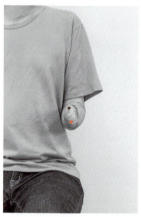
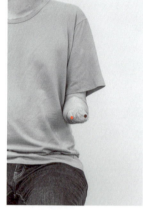
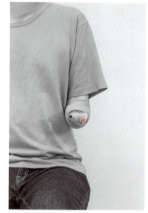
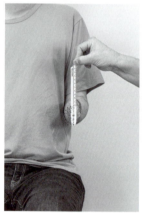
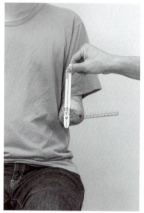
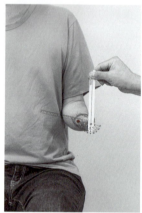

図 2-12：基本肢位（回内外 0°）　　図 2-13：回外運動（回外 75°）　　図 2-14：回内運動（回内 75°）

16

・左前腕切断　前腕長：23.8 cm　54％（短断端）の測定例（**図 2-15 〜 17**）．
関節可動域（自動運動）は，

　　回内運動：基本肢位　回外 40°（**図 2-15**）→回内 − 20°（**図 2-16**）　回内の可動域 20°．
　　回外運動：基本肢位　回外 40°（**図 2-15**）→回外 45°（**図 2-17**）　回外の可動域 5°．

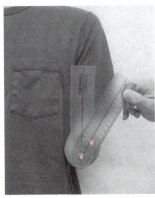

図 2-15：基本肢位（回外 40°）

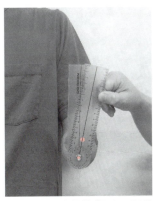

図 2-16：回内運動（回内 − 20°）

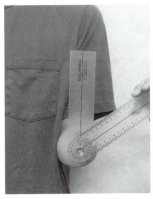

図 2-17：回外運動（回外 45°）

―――― 文　献 ――――

5) 日本リハビリテーション医学会・日本整形外科学会・日本足の外科学会：関節可動域表示法ならびに測定法改訂について（2022 年 4 月改訂）．*Jpn J Rehabil Med* 58：1188-1200, 2021.
6) 澤村誠志：切断と義肢 第 2 版．p140, 医歯薬出版, 2016.

第2章 前腕義手の適合検査

## 2 前腕義手検査

### ■ 前腕義手検査とは

　前腕義手検査の目的は，義手が製品として適切に製作されているか，切断者が義手を装着する前に義肢装具士が評価することである．義肢装具は，医師の処方に基づき，義肢装具士が専門的な知識や技術を持って製作し，切断者への仮合わせを行ったうえで，個々の切断者に適合するよう修正を行い完成させたものである．義手は他の義肢装具と比べ症例数が少なく，特に製作者の技量や経験の差によって完成度が異なる現状がある．切断者が義手を装着して行う，義手装着適合検査・義手操作適合検査を実施するうえで，義手が製品として適切に製作され，使用できるものであることは必須条件である．

　そこで，製作された段階で装着・操作可能な義手であるかを確認するための指標として義手検査を実施することとした．

　本検査は，義手を製作した経験が少ない義肢装具士でも，一定の水準以上の義手ができているかを評価することや，また，その水準に達していなかったとしても，義手検査を理解したうえで，義手の製作や調整を行うことで，その水準に達することができる指標となることを目指し作成した．

　検査には，基本となる能動義手の構成を挙げている．一般的に前腕切断中断端の前腕義手を製作するうえで使用頻度が高い部品での構成となっている．異なった部品を使用しても，検査の項目は同様である．

　検査の項目は，①仕様，②仕上げ，③手先具，④手継手，⑤コントロールケーブルシステム，⑥ハーネスの腋窩パッド，⑦義手長，⑧義手の重さ，となっている．

　本検査の各項目における概要は以下の通りである．

**①仕様**

　製作された義手が処方箋と合致しているか．

**②仕上げ**

　基本となるトリミング・縫製・かしめ*を確認し，安全に装着できるか．

**③手先具**

　部品として正常な可動性を有するか．

---

*かしめ：板と板を繋ぎ合わせる工法で，リベットと呼ばれる金属部品を変形させて固定する方法である．リベットは，重ね合わせた鋼材を締結するのに用いる金属製の機械部品のこと．

**④手継手**

操作時に手先具が固定されつつ任意の向きに変えられるかを確認し，操作することができる仕様になっているか．

**⑤コントロールケーブルシステム**

ハーネスで取り出した力源の効率を過剰に落とすことなく手先具（能動フック）に伝えることができる設定であるか，適切に操作できる状態であるか．

**⑥ハーネスの腋窩パッド**

ハーネスに力が加わった時に痛みが出ない設定であるか．

**⑦義手長**

非切断側の上肢長と合っているか．

**⑧義手の重さ**

重たくなりすぎていないか．


以上のことを確認したうえで，次に行われる前腕義手装着適合検査・前腕義手操作適合検査に進む．

# 前腕能動義手の構成と名称

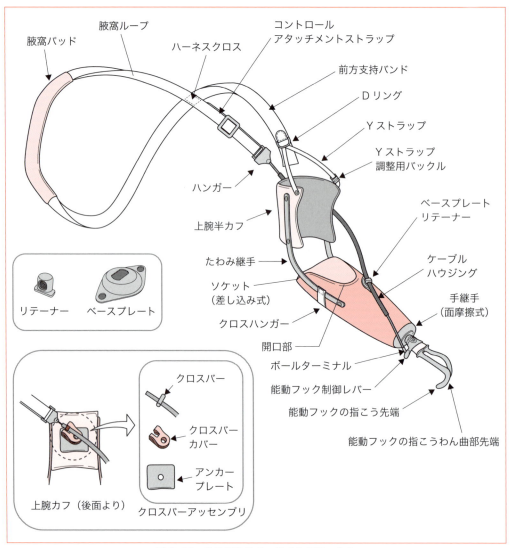

図 2-18　前腕能動義手の構成と部品の名称

表 2-1　義手標準構成

| 名　称 | 型　式 | 想定部品・条件 |
|---|---|---|
| 手先具 | 能動フック | Hosmer 5XA（Fillauer） |
| 力源ゴム | — | 1.5 kg（1～2 枚程度） |
| 手継手 | 面摩擦式 | Economy Friction Wrist / WE-500（Fillauer） |
| ハーネス | 8字ハーネス | 単式コントロールケーブルシステム |

# 1 仕様

## 目的

製作された義手の仕様が，処方箋（図 2-19）に合致しているか確認する．

## 方法

①ソケット・手先具・手継手・ハーネスなどの懸垂装置・コントロールケーブルシステムの部品などが処方箋と合致した仕様になっているかを確認する．

## 基準・標準

・処方箋の仕様通りになっている．

## 異常の原因

・製作された義手の仕様が処方箋と異なる．

## 備考

・処方箋に記されている項目には，上記以外に以下のものがある．

・切断部位・構造・型式・名称・支持部材・外装・調整部品・特記事項など．

※型式：装飾用・作業用・能動式・電動式

※名称：肩義手・上腕義手・肘義手・前腕義手・手義手・手部義手・手指義手

**義手処方箋**

| | | | | |
|---|---|---|---|---|
| 氏 名 | | 生年月日 | 明治・大正<br>昭和・平成<br>令和　年　月　日（　）歳 | |
| 住 所 | | | TEL | |
| 医学的所見 | 疾患名 | 切断部位　左　右 | 職 業<br>(具体的に) | |
| | 障害名 | 断端長　cm | | |
| 種目 | 殻構造 ・ 骨格構造 | 採型区分　A―（　） | 種目名称別コード | |

| | | | | | |
|---|---|---|---|---|---|
| 名称 | 1. 肩義手用<br>2. 上腕義手用<br>3. 肘義手<br>4. 前腕義手<br>5. 手義手<br>6. 手部義手<br>7. 手指義手 | 型式・基本価格 | 1. 能動式<br>2. 電動式<br>3. その他<br>□装飾用<br>□作業用 | 加算 | 1. 肩甲胸郭間切断用<br>2. 吸着式<br>3. 顆上懸垂式<br>4. スプリットソケット<br>5. チェックソケット<br>□シリコーン又はライナー<br>□透明チェックソケット |

【製作要素価格】

| | | | | | |
|---|---|---|---|---|---|
| ソケット | 1. 皮革<br>2. 熱硬化性樹脂<br>3. 熱硬化性樹脂(電動式)<br>4. 熱可塑性樹脂<br>5. 熱可塑性樹脂(電動式) | ソフトインサート | 1. 皮革<br>2. 軟性発泡樹脂<br>3. 皮革・軟性発泡樹脂 | | |
| 義手用ハーネス | 1. 肩義手用　a. 胸郭バンド式肩ハーネス一式<br>b. 肩たすき一式<br>2. 上腕義手用　3. 肘義手用<br>a. 胸郭バンド式上腕ハーネス一式<br>b. 肩たすき一式<br>c. 8字ハーネス一式<br>4. 前腕義手用　5. 手義手用　6. 手部義手用<br>a. 胸郭バンド式前腕ハーネス一式<br>b. 8字ハーネス一式<br>c. 9字ハーネス一式<br>d. たわみ継手(一組)<br>e. Yストラップ<br>f. 上腕カフ(三頭筋パッド) | | | | |
| 断端袋 | 1. 上腕用<br>2. 前腕用 | | | | |

| | 殻構造 | 骨格構造 |
|---|---|---|
| 支持部 | 1. 能動式　□肩部<br>2. 電動式　□上腕部<br>3. その他　a. 熱硬化性樹脂<br>b. 熱可塑性樹脂<br>□ 前腕部<br>a. 熱硬化性樹脂<br>b. 熱可塑性樹脂<br>□手部<br>□形状、接続部の修正 | □肩義手用<br>□上腕義手用<br>□肘義手用<br>□前腕義手用<br>□形状、接続部の修正 |
| 外装 | □肩部<br>a. 皮革<br>b. プラスチック<br>c. 塗装<br>□上腕部<br>a. 皮革<br>b. プラスチック<br>c. 塗装<br>□前腕部<br>a. 皮革<br>b. プラスチック<br>c. 塗装 | □肩義手用<br>□上腕義手用<br>□前腕義手用 |

【完成用部品価格】

| | |
|---|---|
| 完成用部品 | |

| | | | |
|---|---|---|---|
| 特記事項、使用者の希望事項など記述すること<br>(借受けの希望　有・無) | | | |
| 処 方 | 年　月　日 | 仮合せ | 年　月　日　良・不良 |
| 採 型 | 年　月　日 | 適合判定 | 年　月　日 |

図 2-19　義手処方箋
〔平成 24 年度義肢装具等適合判定医師研修会第 70 回前期資料〕

## 2 仕上げ

**目的**

ソケットの処理・縫製・リベットが適切に完成しているか確認する.

**方法**

①ソケット：ソケット内部やトリミングライン＊などを目視と触知で確認する（図2-20）.
②縫製：縫製の各部を目視と触知，引っ張るなどして確認する（図2-21）.
③リベット：かしめで固定を行っている各部のリベットを目視と触知で確認する（図2-22）.

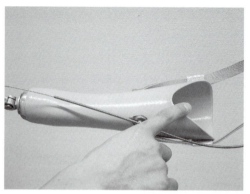

図2-20　トリミングの確認

**基準・標準**

・ソケット：トリミングなどの処理が適切に行われていて，段差や突出がなく滑らかである.
・縫製：適切に行われていて，ほつれがない.
・リベット：突出していない，引っ掛かりがない，滑らかである.

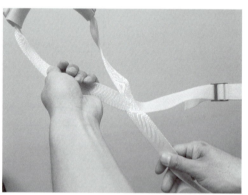

図2-21　縫製の確認

**異常の原因**

・仕上げが不十分であることによる段差や突出，ほつれ，引っ掛かりがある.

**現象**

・ソケット：トリミング部分は肌に直接当たるため，段差や突出があると創傷の原因になる.
・縫製：素材によっては，端の処理を適切に行わないとほつれが生じる.
・リベット：かしめリベットが突出して引っ掛かりがあると，衣服の破れに繋がる.

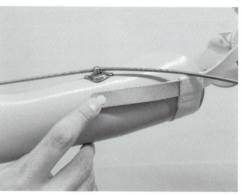

図2-22　リベットの確認

---

＊トリミングライン：ソケットの縁取りのこと.

## 3 手先具

### 目的
手先具（能動フック）が正常に動くか，可動性を確認する．

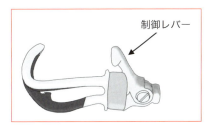

図 2-23　制御レバー

### 方法
①能動フックの制御レバー（図 2-23）をしっかり把持する．
②手動で能動フックをゆっくり開大する（図 2-24）．
③能動フックを全開させ，開き幅を確認する（図 2-25）．
④制御レバーを戻す．

### 基準・標準
・滑らかに全開し閉じる．

### 異常の原因
・初期不良．
・ベアリングの損傷や軸のズレなどによるガタつき．

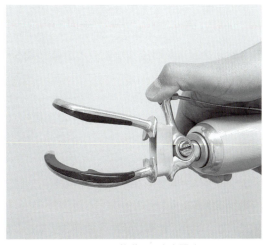

図 2-24　能動フックを開く

### 備考
・異常がある場合，製品の初期不良がないか確認する．
・ゴムが劣化していないことも確認する．
・力源ゴムの枚数が多くなるほど把持力が向上する（検査で想定している把持力は 1.5 kg であり，ゴムの種類により異なるが，力源ゴムの枚数にすると 1〜2 枚程度）．

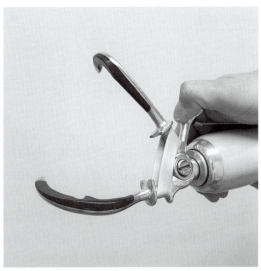

図 2-25　能動フックを全開させる

## 4 手継手

### 目的
前腕義手を操作するにあたり，能動フックが手継手に適切に固定されているかの固定性，かつ，能動フックを手動で任意の角度に回旋できるかの可動性を確認する．

### 方法
①固定性：能動フックの制御レバーを内向きと上向きの中間（45°）にした状態で，ハーネスを把持してケーブルを引っ張り，能動フックが全開しても能動フックが回旋しないことを確認する（図2-26）．

②可動性：検査者が能動フックを把持して，回旋できることを確認する（図2-27）．

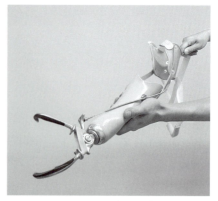

図2-26 固定性の確認

### 基準・標準
・固定性：ハーネスやケーブルを引っ張った時，能動フックが全開しても回旋しない．
・可動性：手動で能動フックを回旋させることができる．

### 異常の原因
・能動フックの力源ゴムと手継手の回旋固定性のバランスの設定が悪い．
・面摩擦が強すぎる，または弱すぎる．

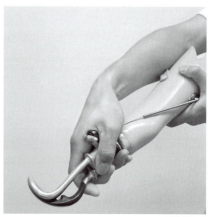

図2-27 手継手の可動性の確認

### 備考
・力源ゴムの枚数が多くなるほど固定性を上げる必要がある（検査で想定している力源ゴムの枚数は1〜2枚）．
・能動フックの向きによって，固定性も変化する．面摩擦式手継手は右ネジであり，能動フックはネジとゴムワッシャーの摩擦で固定されているため，時計回りに回すと固定性が上がる（締まる）．そのため，右側と左側の義手によって固定性が上がる方向も変わる（図2-28）．
・面摩擦の固定性の調整には能動フックとの間にワッシャーを挟むことで対処できる．

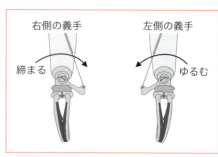

図2-28 固定性の方向による変化

## 5 コントロールケーブルシステム

### 5-1 ケーブルの取り付け（ボールターミナルとハンガーの取り付け）

**目的**

ケーブルがしっかり固定されているか確認する．かつ適切な長さで取り付けられているか確認する．

**方法**

①コントロールケーブルがボールターミナル（能動フックに取り付ける部分）（図2-29）に取り付けられているか確認する．
②コントロールケーブルがハンガー部（図2-30（a））に取り付けられているか確認する．
③ケーブルの長さを確認する．

**基準・標準**

・ボールターミナルとケーブル：ケーブル遠位部にボールターミナルが取り付けられている．
・能動フック制御レバーにボールターミナルが取り付けられている．
・ハンガー部：ケーブル近位部にハンガーが取り付けられている．ハンガーにはハーネスが取り付けられている．
・取り付け方法には，圧着やはんだ付けがある（図2-30）．
・ケーブルの適切な長さの目安は，ハンガーの位置が義手装着時に肘関節90°屈曲位・フック制御レバーを内向きにして，腋窩付近に位置するように設定する．

**異常の原因**

・取り付けられているか確認ができていない．
・圧着が不十分である．
・はんだ付けで取り付けている場合は，はんだの温度が高すぎると気泡が混じることがある．

**備考**

・はんだ付けの最適な条件：はんだを約250℃で約3秒間溶融し，合金層を形成すること．

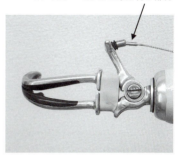

図2-29 ケーブルと能動フックの取り付け

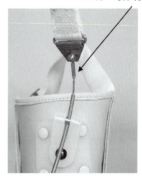

（a）はんだ付け

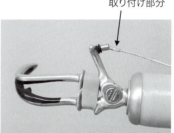

（b）圧着
図2-30 取り付け方法

## 5-2A ケーブルハウジングの長さと位置：近位部

**目的**

ケーブルハウジングが適切な長さで取り付けられているか，近位部を確認する．

**方法**

道具：定規（図2-31）．

図2-31　定規

①能動フックの制御レバーを内向きにする（図2-32）．
②ハンガーとケーブルハウジングのクリアランス*を確認する（図2-33）．

**基準・標準**

・ハンガーとケーブルハウジングが接触しない．
・クリアランスは5〜10 mm確保してある．

**異常の原因**

・ケーブルが短すぎる．
・ハウジングが長すぎる．
・仮合わせでの設定不良．

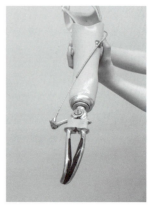

図2-32　制御レバー内向き

**現象**

・ハンガーとケーブルハウジングのクリアランスが少ない状態で，能動フックを内側に回旋させると能動フックが開く．
・能動フックの回旋に支障をきたす．

**備考**

・クリアランスは能動フックの制御レバーを内向きにした状態で5〜10 mm確保する．

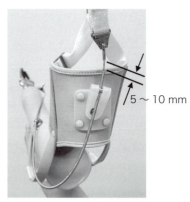

図2-33　ケーブルハウジング近位部

---

＊クリアランス：間隔・隙間・ゆとりのこと．

## 5-2B ケーブルハウジングの長さと位置：遠位部

**目的**
　ケーブルハウジングが適切な長さで取り付けられているか，遠位部を確認する．

**方法**
道具：定規．

①能動フック制御レバーを上向きにする（図 2-34）．
②ハーネスやコントロールケーブルを引っ張った時の，ボールターミナルとケーブルハウジングのクリアランスを確認する（図 2-35）．

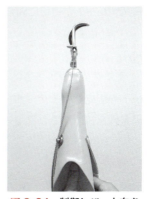

図 2-34　制御レバー上向き

**基準・標準**
・ボールターミナルがケーブルハウジングに干渉しない．能動フックを全開できる．
・クリアランスは 5 〜 10 mm 確保してある．

**異常の原因**
・ハウジングが長すぎる．
・仮合わせでの設定不良．

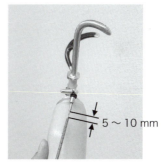

図 2-35　ケーブルハウジング遠位部

**現象**
・ボールターミナルとケーブルハウジングが干渉すると能動フックがそれ以上開かない．
・能動フックの制御レバーを内向きから上向きに回旋させた時に，ボールターミナルとケーブルハウジングが干渉すると，回旋に抵抗を受ける．

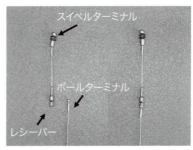

図 2-36　手先具交換式のボールターミナル

**備考**
・クリアランスは能動フックが全開した状態で 5 〜 10 mm 確保する．
・手先具交換式の義手の場合は，ボールターミナルの位置が通常より近位に位置するため，ケーブルハウジングの長さを短く設定する必要がある（図 2-36）．

## 5-3 ベースプレートの固定性

**目的**

ベースプレートが適切に固定されているか確認する．

**方法**

①ハーネスやケーブルを引っ張り，本体とベースプレートの固定性・リテーナーとケーブルハウジングの固定性を確認する（図2-37）．

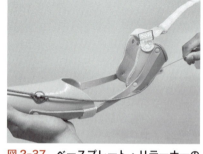

図2-37 ベースプレート・リテーナーの固定性の確認

**基準・標準**

・ハーネスやコントロールケーブルを引っ張った時に，ベースプレート・リテーナー・ケーブルハウジングがガタついたり，外れたりしない．

**異常の原因**

・かしめの不良．
・仮合わせでの確認不十分．

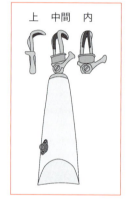

図2-38 制御レバーの向き

**備考**

・ベースプレートの位置は，能動フックの制御レバーを内向きと上向きの中間（45°）にして（図2-38），ケーブルを軽く引っ張った時に，ケーブルハウジングがリテーナー部で大きく曲がらない位置にする（図2-39）．
・開口部の遠位外側に位置するが，過度に遠位に位置しないように取り付ける．
・ボールターミナルを制御レバーに取り付け，上腕骨外側上顆付近を通るように設定する．その線上で，前額面の中心線と矢状面の中心線の中間辺りに設定する（図2-40）．

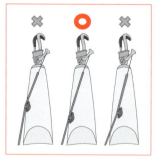

図2-39 ベースプレートの位置によるケーブルの屈曲

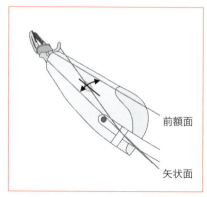

図2-40 ベースプレートの設定

## 5-4 クロスバーカバーの可動性

**目的**

クロスバーカバーが，ハーネスやケーブルの走行に沿って，適切な可動性があるか確認する．

**方法**

①ハンガーやコントロールケーブルを引っ張り，ハンガーを左右に動かす（図2-41）．

**基準・標準**

・コントロールケーブルの動きに合わせて，クロスバーカバーがスムーズに可動する．

**異常の原因**

・クロスバーカバーとアンカープレートのリベットの留めが固すぎる．

**現象**

・クロスバーカバーの可動性が無いと，コントロールケーブルの走行が局所的にわん曲し，伝達効率が下がる．

**備考**

・クロスバーとケーブルハウジングの固定性も確認する．

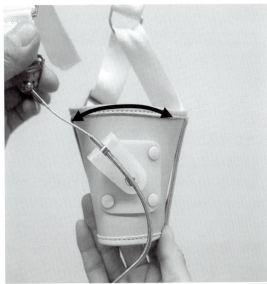

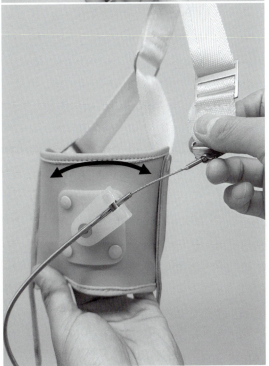

図2-41　クロスバーカバーの可動性
上：左に動かす，下：右に動かす

## 6 ハーネスの腋窩パッド

**目的**

ハーネスに，腋窩パッドが適切な位置と長さ（大きさ）で取り付けられているか確認する．

**方法**

①腋窩パッドが，適切な位置に取り付けられているか確認する（図 2-42）．
②腋窩パッドが，適切な長さで取り付けられているか確認する．

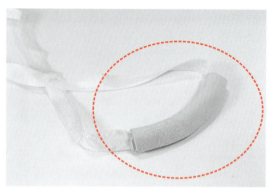

図 2-42　腋窩パッド

**基準・標準**

・腋窩パッドが，腋窩の位置に取り付けられている．
・腋窩パッドが，非切断側腋窩を覆う長さでできている．

**異常の原因**

・仮合わせでの設定不良．

**現象**

・腋窩パッドの幅が小さい時や適切な位置からズレがあるときは，切断者の痛みや能動義手の操作不良の原因になる．

## 7 義手の長さ

**目的**
義手長が，切断者の上肢長として適切であるか確認する．

**方法**
道具：テープメジャー（図2-43），定規．

①義手長参考値（ソケットの上腕骨外側上顆から能動フックの指こうわん曲部先端）を測定する（図2-44）．
②非切断側の上肢長（上腕骨外側上顆〜母指先端）と比較する．

**基準・標準**
・設定通りの義手長である．
・標準的には，義手長参考値が非切断側の上腕骨外側上顆〜母指先端の長さである．

**異常の原因**
・初期設定不良．
・仮合わせでの確認が不十分．

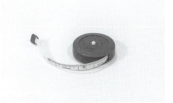

図2-43 テープメジャー

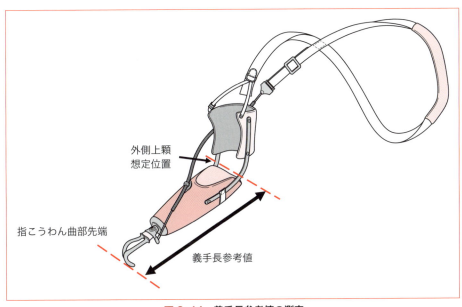

図2-44 義手長参考値の測定

第 2 章　前腕義手の適合検査

> **備考**
>
> ・操作性を考慮し，義手の長さを 10 ～ 20 mm 程度短くすることも許容される.
> ・長断端の場合は，ソケット形状や手継手・手先具を組み込む関係により，標準的な義手長より若干長くなることもある.

## 8 義手の重さ

**目的**
表 2-2 義手標準構成（600〜800 g）との比較を行う．

**方法**
道具：はかり（図 2-45）．

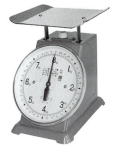

図 2-45　はかり

①能動義手の重さを量り，標準構成との比較を行う．

**基準・標準**
・標準構成との比較を行う．
・義手の重さに関する明確な基準は定められていないが，標準構成に比べ著しく重くならないことが望ましい．

**備考**
・ソケットや支持部のサイズ・厚みなどにより重さは変動する．
・標準構成よりも重いことが直ちに異常であるわけではない．
・再製作の場合は，既存の義手と比較する．

表 2-2　義手標準構成

| 名　称 | 型　式 | 想定部品・条件 |
| --- | --- | --- |
| 手先具 | 能動フック | Hosmer 5XA（Fillauer） |
| 力源ゴム | ── | 1.5 kg（1〜2 枚程度） |
| 手継手 | 面摩擦式 | Economy Friction Wrist / WE-500（Fillauer） |
| ハーネス | 8 字ハーネス | 単式コントロールケーブルシステム |

第2章 前腕義手の適合検査

# 前腕義手の装着適合検査

## 前腕義手の装着適合検査とは

　前腕義手装着適合検査の目的は，切断者が義手を装着した際の，断端とソケットの適合状態を評価すること，および身体と義手構成部品との相対的位置関係を評価し，切断者が適切に操作できる義手であるか確認することである．

　前章（p18～33）で述べたように，義手本体については，仕様通り製作されていること，各部品が円滑に可動すること，適切なトリミングや部品の固定により安全性が確保されていることが求められる．一方，前腕義手はソケット，上腕半カフ，ハーネスを介して切断者に装着されるため，義手自体は適切に製作されていたとしても，断端とソケットの適合や，切断者と構成部品との相対的位置関係が適切でなければ，手先具を十分に操作することはできない．この「身体—義手インターフェース」であるソケット，上腕半カフ，ハーネスに加え，コントロールケーブルシステムの設定には高度な技術と豊富な経験が必要となる．

　しかし，他の義肢装具と比べて上肢切断の症例数は少ないため，義手製作者の技量や経験の差は大きく，製品の完成度も異なるという現状がある．そのため本検査では，義手製作の経験値に関わらず円滑な手先具操作を行える前腕能動義手を提供するために，構成部品の設定基準やトラブルシューティングを具体的かつ明確に示すとともに，製作者の技量や経験不足を補完するような内容となっている．

　本検査の後に行われる義手操作適合検査では，ソケット適合や義手の構成部品の配置が適切であることが前提となる．本検査は，ソケット適合や構成部品の配置などについて評価を行い，次の義手操作適合検査に向けて円滑な手先具操作を行える状態であることを確認するものである．また，製作経験の浅い義肢装具士にとっては，検査項目を十分に理解することで構成部品の役割理解や調整方法の習得に繋がり，更には使用時の不具合予測や対応力の向上に貢献するものと考える．

　検査項目は，基本となる前腕能動義手の構成に基づいている．また，前腕切断中断端の前腕義手を製作するうえで使用頻度が高い部品での構成となっている．この構成と異なった部品を使用しても，検査の内容については同様である．

　本検査の各項目における概要は以下の通りである．
①断端の収納状況
　義手を装着して適合検査を実施できるソケット適合状態であるか．

### ②ソケットの適合

義手操作時を想定した力を加え，断端とソケットのずれや断端の痛みがないか.

### ③たわみ継手

前腕支持部および上腕半カフの中心線上にたわみ継手が取り付けられているか.

### ④上腕半カフ

上腕半カフは上腕部の中間の位置（高さ）に設定されているか.

### ⑤ハーネス

ハーネスクロス位置やストラップ走路は適切であるか. 義手を適切に懸垂できているか.

### ⑥義手の長さ

非切断側と比較し，設定通りの義手長であるか.

### ⑦コントロールケーブルシステム

ケーブル走路は局所的なわん曲などがなく，自然な走行になっているか. ケーブルハウジングが手先具の開閉を阻害しないか.

以上のことを確認したうえで，次の段階で行われる前腕義手操作適合検査に進む.

第 2 章　前腕義手の適合検査

## 前腕能動義手の構成と名称

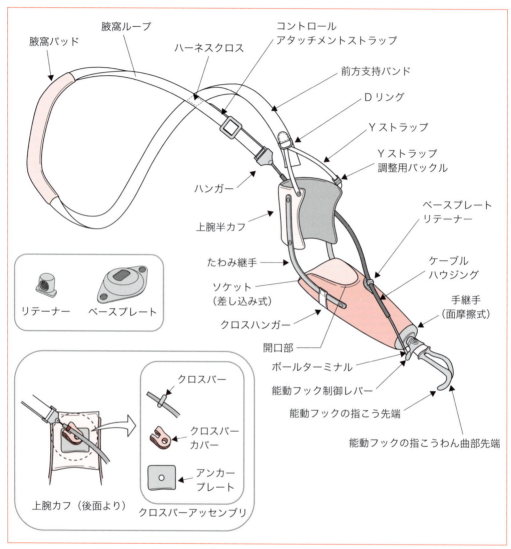

図 2-46　前腕能動義手の構成と部品名称

表 2-3　義手標準構成

| 名　称 | 型　式 | 想定部品・条件 |
|---|---|---|
| 手先具 | 能動フック | Hosmer 5XA（Fillauer） |
| 力源ゴム | ― | 1.5 kg（1〜2 枚程度） |
| 手継手 | 面摩擦式 | Economy Friction Wrist / WE-500（Fillauer） |
| ハーネス | 8 字ハーネス | 単式コントロールケーブルシステム |

## 1 断端の収納状況

**目的**
義手を装着して,適合検査を実施できるソケット適合状態であるか確認する.

**方法**
①切断者に義手を装着してもらい,肘関節を90°屈曲する.
②開口部付近の軟部組織の状態を観察し,きつさやゆるさがないか目視と触知で確認する.
③ソケットのトリミングラインが身体に食い込んでいないか確認する(図2-47).
④きつさやゆるさ,痛みがないか切断者への聴き取りを行う.
⑤肘関節最大伸展位,最大屈曲位についても同様に①〜④を行う.

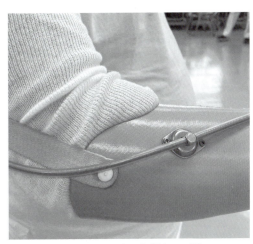

**図2-47 ソケットがきつい例**
ソケットがきつく,ソケット開口部が身体に食い込んでいる.

**基準・標準**
・きつさ,ゆるさ,痛みがない.

**異常の原因**
・ソケットがきつい,もしくはゆるい(図2-47).
・Yストラップの長さが適切でない.

**現象**
・Yストラップが短すぎる場合,義手本体の懸垂が過度となり,ソケットのきつさ,痛みなどを感じる.
・Yストラップやたわみ継手が長い場合,義手本体が遠位へずれ,ソケットのゆるさを感じる.
・ソケットがきつい場合,肘関節の屈曲に伴いソケットが抜けるように遠位にずれる.

## 2 ソケットの適合

### 目的
義手操作時を想定した力を加え，断端とソケットのずれや断端の痛みがないか確認する．

### 方法
①切断者自身に肘関節や肩関節を動かしてもらい，断端とソケットのずれや断端に痛みがないか聴き取る．
②肘関節90°屈曲位とし，検査者は義手と上腕を両手で保持する．切断者に肘関節屈曲（図2-48）・伸展（図2-49），また，断端回外・回内，断端をソケットへ挿入する方向（図2-50）に断端を動かしてもらい，検査者は義手前腕部が動かないように保持する．断端に痛みがないかを聴き取る．
③検査者は肘関節90°屈曲位に保持したまま，肘屈曲，伸展，断端回外，回内，断端がソケットへ収納される方向に義手前腕部を動かし，切断者は断端が動かないように保持する．断端に痛みがないかを聴き取る．

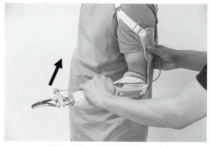

図2-48　肘関節屈曲方向

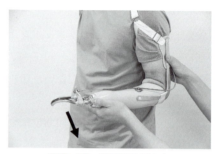

図2-49　肘関節伸展方向

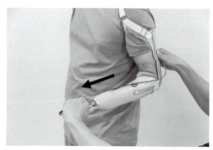

図2-50　ソケット挿入方向（前方）

### 基準・標準
・加えた力によりソケットがずれない，痛みを生じない．
・義手を外した時，断端に発赤などの皮膚異常がない．

### 異常の原因
・ソケットがゆるい，もしくはきつい．
・断端とソケットの形状が一致していない．
・骨端部や骨突起部の盛り修正が不十分である．

### 現象
・ソケットがゆるい，もしくは骨端部や骨突起部の盛り修正が不十分な場合，骨端や骨突起部に痛みを生じる．
・ソケットがきつい場合，屈曲時にソケットが遠位へずれる．肘を覆う顆上懸垂タイプのソケットでは，内側上顆，外側上顆，肘頭に痛みが生じることもある．
・ソケットがゆるい場合，過度にソケットがずれる．
・断端とソケットの形状が一致していない場合，部分的な圧迫を生じる．

## 3 たわみ継手の取り付け位置

**目的**

前腕支持部および上腕半カフへのたわみ継手の取り付け位置や走路が適切か確認する．

**方法**

①切断者に，肘関節 90°屈曲位をとってもらう．
②外側および内側のたわみ継手の走路を目視で確認する．
③外側と内側のたわみ継手のたわみ量が同程度であるか確認する．
④切断者に肘関節屈曲・伸展してもらう，身体への食い込みや運動制限がないか確認する．

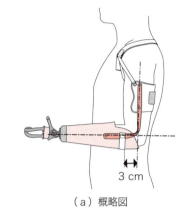

（a）概略図

**基準・標準**

・上腕および前腕支持部のほぼ中心を通る走行となっている（図 2-51（a）（b））．
・たわみの位置が上腕骨外側上顆付近である（図 2-51（a）（b））．

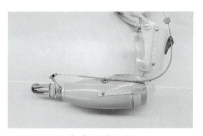

（b）実際の例

図 2-51　たわみ継手の走路

**異常の原因**

・前腕支持部，上腕半カフへの取り付け位置不良．
・クロスハンガーの長さ，もしくは取り付け位置の不良．
・上腕半カフが回旋している．

**現象**

・クロスハンガーが前腕支持部中心線に対し直交していない場合，内側と外側のたわみ継手のたわみ位置が異なる．
・クロスハンガーの取り付け位置が遠位すぎると，たわみ位置も遠位となる．また，近位に取り付けた場合，たわみ位置が近位となる．
・クロスハンガーが長すぎるとたわみ継手は上方を走行し，短すぎると下方を走行する．

**備考**

・たわみ継手は前腕支持部の中心線上，および上腕半カフの上腕中心線上に取り付ける（図 2-51（a））．
・クロスハンガーの取り付け位置は，その近位端と上腕骨外側上顆との距離 3 cm 程度を目安とする（図 2-51（a））．

## 4 上腕半カフの位置

**目的**
上腕部に対する上腕半カフの位置(高さ)を確認する.

**方法**
①切断者に,肘関節90°屈曲位をとってもらう.
②外側より上腕半カフの高さを目視で確認する.

**基準・標準**
・上腕部中間(上腕二頭筋の筋腹)の高さに位置している(図2-52(a)).

**異常の原因**
・たわみ継手の走路が前腕支持部の中心を通っていない.
・Yストラップが短すぎる,または長すぎる.
・クロスハンガーが短すぎる.たわみ継手が下方を走行し,上腕半カフは下方に位置する(図2-52(b)).
・クロスハンガーが長すぎる.たわみ継手が上方を走行し,上腕半カフは上方に位置する(図2-52(c)).

**現象**
・上方にある場合,腋窩に接触することがある.
・下方にある場合,ソケットと上腕半カフの間で軟部組織を挟む可能性がある.
・クロスバーの高さが変わり,コントロールアタッチメントストラップの走路にも影響する.

**備考**
・三頭筋パッドの場合も設定位置は同様である.
・上腕カフ,上腕半カフ,三頭筋パッドの違いについて:上腕カフは,上腕の全周を覆うタイプのもの,上腕半カフは,肘継手の上腕部取り付け幅を含む上腕の後半周を覆うタイプのもの,三頭筋パッドは,上腕の後半周までの範囲を覆うタイプのものである.上腕カフ,上腕半カフ,三頭筋パッドの順に上腕部の被覆面積は小さくなる.

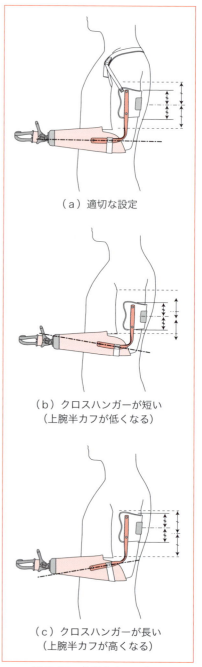

(a) 適切な設定

(b) クロスハンガーが短い
(上腕半カフが低くなる)

(c) クロスハンガーが長い
(上腕半カフが高くなる)

図2-52 上腕半カフの位置

## 5 ハーネス

### 5-1 ハーネスクロスの位置

**目的**
ハーネス設定の基準となるハーネスクロスの位置を確認する．

**方法**
道具：テープメジャー，定規．

①切断者に，立位で両上肢を下垂した状態で，自然な姿勢をとってもらう．
②後方から非切断側の肩甲骨上部を押さえ，ハーネスクロス側方に母指を掛けて切断側に水平方向へ力を加えてハーネスクロスの位置を確認する（図 2-53）．

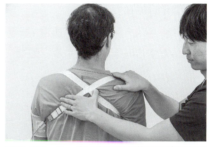

図 2-53　ハーネスクロスの位置の確認方法

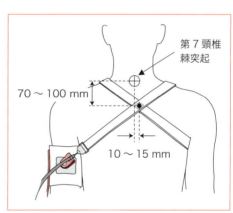

図 2-54　ハーネスクロスの位置

**基準・標準**
・第 7 頸椎棘突起（C7）より 70～100 mm 下方，10～15 mm 非切断側寄りである（図 2-54）．

**異常の原因**
・ハーネス（腋窩ループ）が適切に装着されていない．
・腋窩ループの大きさが適切でない．
・前方支持バンドの走路が三角筋胸筋溝を通っていない．
・コントロールアタッチメントストラップが所定の走路（p43 参照）を通っていない．

**現象**
・腋窩ループ後面下部（広背筋チャネル部）にゆるみがあるなど，腋窩ループが身体に密着していない場合，ハーネスクロスが非切断側へ過剰に移動する．
・腋窩ループが大きすぎる場合，基準よりハーネスクロスが切断側に位置する．
・腋窩ループが小さすぎる場合，基準よりハーネスクロスが非切断側に位置する．

**備考**
・両側前腕切断の場合は C7 より 70～100 mm 下方で，左右方向の位置は中央となる．

- ハーネスクロスの位置はYストラップやコントロールケーブルシステムの走路に影響する
- ハーネスクロスは，クロスポイントともよばれる．
- ハーネスクロスは縫製で製作する場合とノースウエスタンリングを使用する場合があるが，判定の基準は同様である．
- ノースウエスタンリングを使用する場合には，身体に対する向きに注意する（図2-55）．

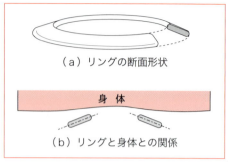

**図 2-55　ノースウエスタンリング**

# 5-2 コントロールアタッチメントストラップの走路

### 目的
コントロールアタッチメントストラップの走路が適切であるか確認する.

### 方法
①切断者に，立位で両上肢を下垂した状態で自然な姿勢をとってもらう.
②後方からコントロールアタッチメントストラップの走路と肩甲骨との相対的位置関係を確認する.

### 基準・標準
・肩甲骨の下方1/2～1/3の間を走行する（図2-56）.

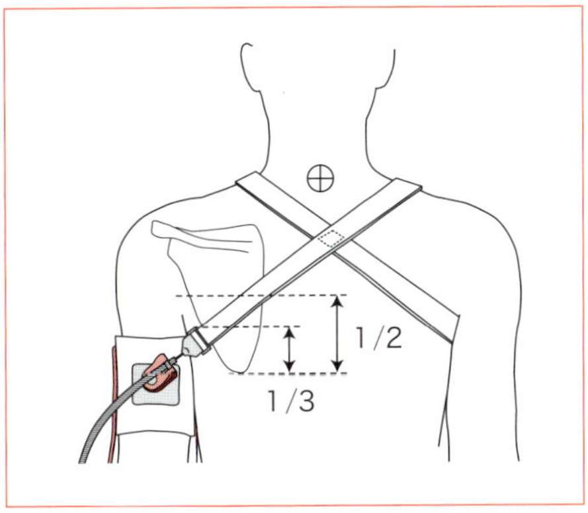

### 異常の原因
・ハーネスクロスの位置不良.
・クロスバーの位置不良.
・ハーネスクロスの角度が大きい，もしくは小さい.

図2-56　コントロールアタッチメントストラップの走路

### 備考
・コントロールアタッチメントストラップの走路により影響を受ける項目を以下に示す.

1. 手先具の操作効率が変化する.
①コントロールアタッチメントストラップの走路が過度に上方の場合，手先具を開くための肩関節・肩甲帯の運動は増大する.
②コントロールアタッチメントストラップの走路が過度に下方の場合，少ない肩関節・肩甲帯の運動で手先具を開くことができるが，上着の腋窩部分がケーブルと干渉するなどの不具合が生じる.

2. 肩関節の可動域が変化する.
①コントロールアタッチメントストラップの走路が過度に上方の場合，肩関節の可動域は増大する.
②コントロールアタッチメントストラップの走路が過度に下方の場合，肩関節の可動域は減少する.

・手先具操作とハーネスによる拘束感は相反する. コントロールアタッチメントストラップを短くすると手先具操作はしやすくなるが，拘束感が増す.

## 5-3 Yストラップの懸垂状況

**目的**

Yストラップの長さを確認し，義手本体を適切に懸垂できているか，上腕部に対して上腕半カフが傾いていないか確認する．

**方法**

① 切断者に，立位で両上肢を下垂した状態で自然な姿勢をとってもらう．
② 肘関節伸展位でYストラップの張り具合を確認する．
③ 断端からソケットがずれていないか確認する．
④ 上腕部に対する矢状面での上腕半カフの傾きを確認する．

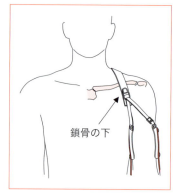

図 2-57　Yストラップの取り付け位置

**基準・標準**

・肘関節伸展位で断端がソケットに適切に収納された状態で義手を懸垂できている．
・上腕半カフが矢状面で上腕長軸に対して傾いていない．
・前方支持バンドへのYストラップの取り付け部（縫製やかしめなど）が鎖骨の下部である（図2-57）．

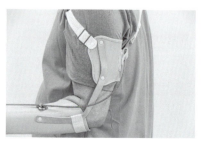

図 2-58　上腕半カフの傾きの確認

**異常の原因**

・Yストラップが長すぎる，または短すぎる．

**現象**

・Yストラップが長すぎると義手の重量により義手本体が遠位に移動し，断端がソケットへ適切に収納されなくなる．
・Yストラップが短すぎると肩関節伸展が制限される．上腕半カフが上前方に引かれ，上腕部に対して前方へ傾く（図2-58，59）．
・腋窩ループの大きさなども影響する．

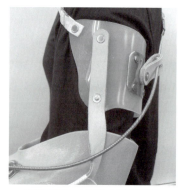

図 2-59　上腕半カフの傾き
Yストラップが短すぎる場合，上腕半カフが前方に傾き，後方下縁が浮く．

**備考**

・適切に懸垂されていない場合にはソケット適合にも影響を与える．
・顆上懸垂式ソケットで9字ハーネスを使用した場合には，前方支持バンドやYストラップを省略できる．

## 5-4 ハーネスのゆとり

**目的**

過度の圧迫感や拘束感がなく，ハーネスを装着できているか確認する．

**方法**

①切断者に，立位で両上肢を下垂した状態で，自然な姿勢をとってもらう．
②後方や前方から各部のハーネス装着状況を確認する（図2-60）．

**基準・標準**

・身体とハーネスの間に指1本が入る程度のゆとりがある（図2-60）．

**異常の原因**

・Yストラップが短すぎる，または長すぎる．
・コントロールアタッチメントストラップが短すぎる，または長すぎる．

**備考**

・ハーネス全体がきつい場合，上肢・肩甲帯の運動が制限されケーブルを引きづらくなる．
・ハーネス全体がゆるすぎる場合，義手本体の懸垂不良やケーブルの引きづらさにつながる．
・基準を満たさない場合は，ハーネスクロスの位置，Yストラップの懸垂状況，コントロールアタッチメントストラップの長さなどを再度見直す．

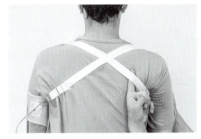
（a）腋窩ループ①

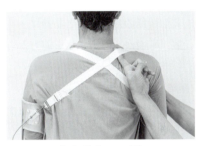
（b）腋窩ループ②

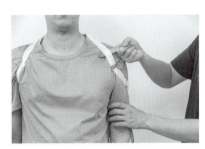
（c）前方支持バンド

図2-60 ハーネスのゆとり

第 2 章　前腕義手の適合検査

## 6　義手の長さ

### 目的
非切断側と比較し，設定通りの義手長であるか確認する．

### 方法
道具：テープメジャー．

①切断者に，立位で両上肢を下垂した状態で，自然な姿勢をとってもらう．
②非切断側の母指先端と能動フックの指こうわん曲部先端の位置（床面からの高さ）を前方から比較する（図2-61）．

### 基準・標準
・非切断側の母指先端と能動フックの指こうわん曲部先端が同じである（図2-61）．

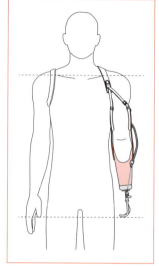

図2-61　義手長の確認

### 異常の原因
・Yストラップが長く義手本体の懸垂が不適切．

### 備考
・操作性を考慮し，義手の長さを10〜20 mm程度短くすることも許容される．
・長断端の場合は，義手長が長くなることもある．
・装着した状態で，体幹側屈などの姿勢異常が生じていないか確認する．

# 7 コントロールケーブルシステム

## 7-1 ベースプレートの位置

**目的**

ケーブルハウジングの走路を決定するベースプレートの取り付け位置を確認する．

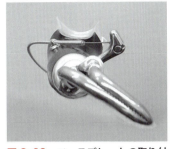

図2-62　ベースプレートの取り付け位置

**方法**

①切断者に，立位で肘関節90°屈曲位をとってもらう．
②能動フックの制御レバーを内向きと上向きの中間（45°）にする．
③検査者はケーブルを軽く引き，手先具が開かない程度の張力をかける．
④ケーブルハウジングがリテーナー部分で局所的に過度にわん曲していないか確認する．
⑤能動フックの制御レバーが内向き，上向きの2条件についても同様に行う．

**基準・標準**

・ベースプレートが開口部の遠位外側に位置し，ケーブルハウジングが局所的に過度にわん曲していない（図2-62）．

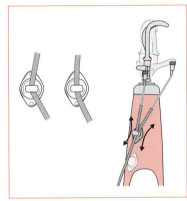

図2-63　遠位に設定する影響
手先具の向きにより局所的に過度なわん曲が発生しやすくなる．

**異常の原因**

・ベースプレートが遠位すぎる．
・ベースプレートの取り付け位置が外側すぎる（低い）．

**現象**

・ベースプレートが遠位すぎる場合，能動フックの制御レバーを内向きまたは上向きにすると，リテーナー部でのケーブルハウジングのわん曲が大きくなる（図2-63）．

**備考**

・能動フックの制御レバーを内向きと上向きの中間（45°）にしてケーブルを引いた時，ケーブルハウジングが前腕支持部に過度に接触しないようにベースプレートの位置を前額面中心線に近づける（高くする）．
・前腕支持部が太い場合，能動フックの制御レバーを内向きにするとケーブルハウジングが前

腕支持部に接触し，伝達効率および操作効率が低下することに留意する（図2-64）．

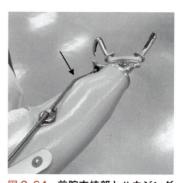

図2-64 前腕支持部とハウジングの接触
前腕支持部の太さや形状の影響を大きく受ける．

## 7-2 クロスバーの位置

**目的**

ケーブルハウジングの走路を決定するクロスバーの取り付け位置を確認する．

**方法**

①切断者に義手を装着してもらい，上肢を下垂したときに，クロスバーが上腕部の後面中央に位置していることを確認する（図2-65：非装着時，図2-66（a））．
②切断者に肩関節を動かしてもらい，コントロールケーブルシステムの走路に応じて，クロスバーカバーが回転して動くことを確認する（図2-66（b））．

**基準・標準**

・上腕部の後面中央に位置し，ケーブルの走路が局所的にわん曲していない．

**異常の原因**

・クロスバーカバーが回転しない．

**現象**

・クロスバーカバーが回転せず動かない場合，ケーブルハウジングが局所的にわん曲する．

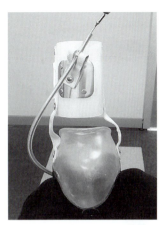

図 2-65　クロスバーの位置

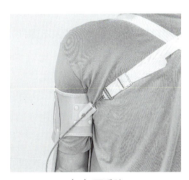

（a）下垂時

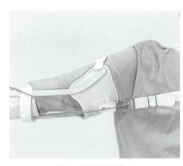

（b）肩関節外転時
図 2-66　クロスバーカバーの回転

## 7-3A ケーブルハウジングの長さ：たるみ

**目的**

能動フック（手先具）の操作時に，リテーナーからクロスバーの間のケーブルハウジングが身体に接触しないことを確認する．

**方法**

①切断者は，肘関節を最大伸展位とし，下方にて能動フックを全開する．
②リテーナーからクロスバーの間のケーブルハウジングが身体と接触していないことを確認する．

**基準・標準**

・肘関節伸展，手先具全開時にケーブルハウジングと身体の間に指が１本程度入る隙間がある（図 2-67）．

**異常の原因**

・リテーナーとクロスバーの間の距離が適切でない．

**現象**

・リテーナーとクロスバーの間の距離が短すぎる場合，たわみが小さくなりケーブルハウジングが身体に接触する．
・リテーナーとクロスバーの間の距離が長すぎる場合，身体と接触しないが，服を着た際の外観に影響する．

**備考**

・たわみ量を調整すると，ケーブルハウジングとボールターミナル，またはケーブルハウジングとハンガーのクリアランスが変わる可能性がある．また身体に対するハンガーの位置も変わる可能性があり，以降の検査で確認を行う．

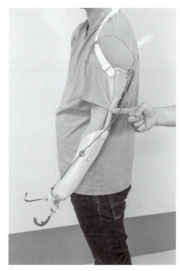

図 2-67　ハウジングのたるみの設定

## 7-3B ケーブルハウジングの長さ：遠位部

**目的**

リテーナーの位置を変更してケーブルハウジングのたわみを調整した場合，ケーブルハウジングの遠位端とボールターミナルとのクリアランスが変化する．このクリアランスを再度確認し，手先具が全開できることを確認する．

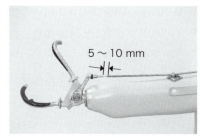

図 2-68　ボールターミナルとハウジングのクリアランス

**方法**

道具：定規．

①切断者に，肘関節 90°屈曲位をとってもらう．
②能動フックの制御レバーを上向きにする．
③検査者がハーネスやケーブルを引いて能動フックを全開にする．
④ボールターミナルとケーブルハウジングが接触しないことを確認する．

**基準・標準**

・能動フック制御レバーが上向きでフックを全開した時に，ボールターミナルとケーブルハウジングが接触していない．

**異常の原因**

・リテーナーより遠位のケーブルハウジングが長い．

**現象**

・能動フックの制御レバーが上向きで，能動フックを開いた時，ボールターミナルとケーブルハウジングが接触し全開できない．

**備考**

・ボールターミナルとハウジングのクリアランスを 5〜10 mm 確保する（図 2-68）．
・手先具交換式では，ボールターミナルの位置が通常より近位に位置するため，ケーブルハウジングの長さを短く設定する必要がある．

## 7-3C ケーブルハウジングの長さ：近位部

**目的**

リテーナーおよびクロスバーの位置を変更してケーブルハウジングのたわみを調整した場合，ケーブルハウジングの近位端とハンガーとのクリアランスが変化する．このクリアランスを再度確認し，ハンガーとハウジングが接触しないことを確認する．

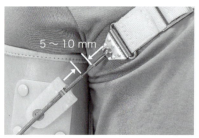

図 2-69　ハンガーとハウジングのクリアランス

**方法**

道具：定規．

① 切断者に，肘関節 90°屈曲位をとってもらう．
② 能動フックの制御レバーを内向きにする．
③ 検査者はハーネスやケーブルを軽く引き，手先具が開かない程度の張力をかける．
④ ハンガーとケーブルハウジングが接触しないことを確認する．

**基準・標準**

・能動フックの制御レバーを内向きにした時に，ハンガーとケーブルハウジングが接触しない．

**異常の原因**

・ケーブルハウジングが近位に移動した．
・クロスバーより近位のハウジングが長い．

**備考**

・能動フックの制御レバーを内向きにした時，ハンガーとケーブルハウジングのクリアランスを 5～10 mm 確保する（図 2-69）．

## 7-4 ハンガーの位置

**目的**
義手操作時に身体へのケーブルの接触が最小限になることを確認する.

**方法**
①切断者に,肘関節90°屈曲位をとってもらう.
②能動フックの制御レバーを内向きにした状態で,ハンガーの位置を目視で確認する(図2-70(a)).

**基準・標準**
・腋窩付近に位置している(図2-70(b)).

**異常の原因**
・ケーブルの長さが不適切.

**現象**
・ケーブルが長い場合,手先具を操作した際にケーブルが身体(肩甲骨下角部の外側)に接触し食い込む.ケーブルが接触して肌着や衣服を破損する.
・ケーブルが短い場合,ハンガーが義手本体に接触し本体表面を傷める.

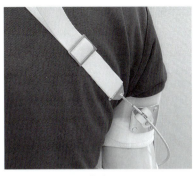

(a)

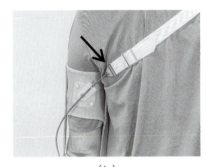

(b)

図2-70 **ハンガーの位置**

第2章　前腕義手の適合検査

## 7-5 コントロールケーブルシステムの走路

**目的**

コントロールケーブルシステムが円滑に機能するよう，全体の走路において局所的に過度なわん曲がないか確認する．

**方法**

①切断者に，肘関節90°屈曲位をとってもらう．

②能動フックの制御レバーを内向きと上向きの中間（45°）とする．

③コントロールアタッチメントストラップから能動フックの制御レバーへのケーブルの走路において，局所的に過度なわん曲がないか確認する（**図2-71**）．

④肘関節最大伸展位，最大屈曲位についても同様に行う．

**基準・標準**

・コントロールアタッチメントストラップから能動フックの制御レバーへのケーブルの走路において，局所的に過度なわん曲がない（**図2-71**）．

**異常の原因**

・ベースプレートの取り付け位置不良．

・クロスバーの取り付け位置不良．

・クロスバーカバーが回転せず動かない．

・ケーブルハウジングのたわみが適切でない．

3 前腕義手の装着適合検査

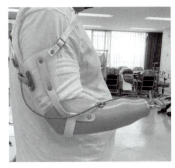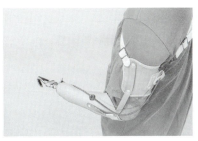

（a）矢状面

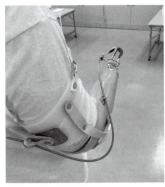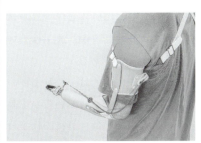

（b）水平面

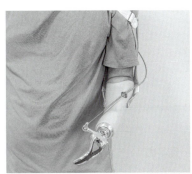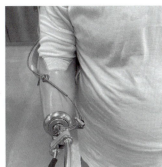

（c）前額面

図 2-71　コントロールケーブルシステムの走路

第2章 | 前腕義手の適合検査

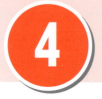

# 前腕義手の操作適合検査

※義手操作適合検査は，義手検査および義手装着適合検査を経て実施される．
※義手操作に最低限必要な状態であるかを確認する．

## ■ 前腕義手の操作適合検査とは

　前腕義手の操作適合検査に用いる義手は，身体機能検査によって義手の装着や操作に必要な身体機能を評価された前腕切断者が，義手検査で製品として仕上がった義手を装着し，義手装着適合検査をクリアしたものである．

　前腕義手の操作適合検査の目的は，これまでの適合検査をクリアしてきた義手が「前腕切断者が適切に操作できる義手」となっているかを評価することである．最終的に，この適合検査によって適合と判定された義手は，今後の作業療法や日常生活場面での使用において，前腕切断者にとって欠かすことができないものとなる．

　前腕義手の操作適合検査は，これまでの義手適合判定検査1）の項目の中から，前腕切断者自身が能動的に義手を動かし，手先具などの操作に関わる以下の5項目で構成した．

　本検査の各項目における概要は以下の通りである．
**①可動域の測定**
　身体機能検査と同様に，肩関節，肘関節と前腕回内・回外の可動域を測定する．義手装着時の前腕の回内・回外可動域は，移動軸を「制御レバー」として明記した．
**②伝達効率（コントロールケーブルシステム）**
　伝達効率は，検査者がバネばかりを引っ張ることで「手先具単体で開くときの力」と「ケーブルシステムを介して開くときの力」から算出する．よって，前腕切断者自身が能動的に義手を操作するという定義には反するが，前腕切断者が義手を装着したときのコントロールケーブルの走行に沿ってバネばかりを引っ張ることが重要であるため，操作適合検査の項目に含めることとした．
**③操作効率**
　操作効率は，前腕切断者が能動的に手先具を開いた時の開き幅から求めると定義し，手先具の開き幅の測定を①肘関節90°屈曲位，②口の前，③会陰部の前，の3箇所とした．操作効率は，①から③をそれぞれ「受動的な手先具単体の最大開き幅」で除して算出する．
**④手先具の固定性と可動性**
　面摩擦式手継手は，ゴムワッシャーによる摩擦によって任意の位置まで手先具を回旋して固定できる．固定性は手先具の開閉時に，可動性は手先具の向きを変える時に必要である．この

可動性と固定性を「操作効率検査時の手先具の固定性」と「前腕切断者が手先具を回旋できる可動性」として検査する.

### ⑤懸垂力に対する安定性

　これまでの検査基準における荷重は 20 kg[7] であったが，我々の経験から 20 kg という荷重量は通常想定される義手の使用状況から乖離していることから，労働基準法，および通達における重量物取り扱い業務の基準に基づいて，本委員会委員による討議を行った結果，「10 kg の重量物」を手先具で懸垂した時の安定性として検査することとした（p67 〜 68 参照)[8].

—— **文　献** ——

7) 日本整形外科学会・日本リハビリテーション医学会（監修）：義肢装具のチェックポイント 第 9 版. pp97-99, 医学書院, 2021.

8) 労働基準法 年少則第 7 条, 年少則第 8 条, 女性則第 2 条. 基発第 618 第 1 号 平成 25 年 6 月 18 日.

## 前腕能動義手の構成と名称

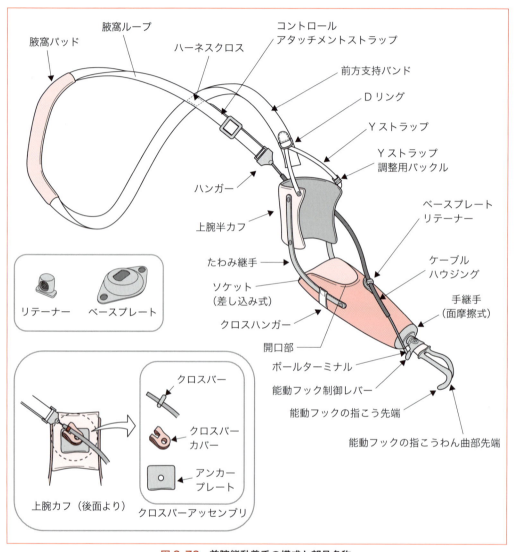

図 2-72 前腕能動義手の構成と部品名称

表 2-4 義手標準構成

| 名　称 | 型　式 | 想定部品・条件 |
|---|---|---|
| 手先具 | 能動フック | Hosmer 5XA（Fillauer） |
| 力源ゴム | ― | 1.5 kg（1～2枚程度） |
| 手継手 | 面摩擦式 | Economy Friction Wrist / WE-500（Fillauer） |
| ハーネス | 8字ハーネス | 単式コントロールケーブルシステム |

4 前腕義手の操作適合検査

➡動画でチェック

## 1 可動域の測定

**目的**
　義手の装着および操作による関節可動域制限の有無と程度を確認する．
　可動域が義手操作に最低限必要な状態であるかを確認する．

**方法**
道具：関節角度計．

概要：
・能動義手を装着し，すべて自動運動を測定する．
・義手適合検査のための身体機能検査で行った可動域測定の値を参考にして実施する．
・義手適合検査のための身体機能検査で行った可動域測定の方法（p13〜17参照）[9]に準じて実施する．

### 1) 肩関節
　(1) 屈曲・伸展
①肘関節を伸展位とし，肩関節を屈曲・伸展させる．
②屈曲・伸展角度を測定する（図 2-73, 74）．

　(2) 外転・内転
①肘関節を伸展位とし，肩関節を外転・内転させる．
②外転・内転角度を測定する（図 2-75）．

　(3) 外旋・内旋
①肘関節90°屈曲位とし，肩関節を外旋・内旋させる．
②移動軸を水平面での義手前腕部中央線として，外旋・内旋角度を測定する．

　(4) 水平屈曲・水平伸展
①肘関節を伸展位とし，肩関節を水平屈曲・水平伸展させる．
②水平屈曲・水平伸展角度を測定する（図 2-76）．

### 2) 肘関節
　(1) 屈曲・伸展

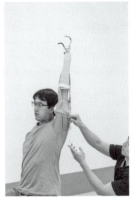

図 2-73　肩関節の屈曲

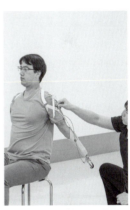

図 2-74　肩関節の伸展

> **肩関節の屈曲/伸展**
> 　屈曲40°程度から手先具が開き始める．屈曲90°以上では手先具の開大と肘関節が軽度屈曲する傾向がある．伸展は非義手装着と同程度の可動域を示した．

59

・移動軸を矢状面での義手前腕部中央線として測定する（図 2-77）.
① 肘関節を屈曲・伸展させる.
② 屈曲・伸展角度を測定する（図 2-78）.

## 3）前腕
（1）回内・回外
・移動軸を能動フックの制御レバーとして測定する（図 2-79）.
① 肘関節 90°屈曲位で回内・回外中間位とする.
② 制御レバーを上腕骨長軸に合わせてから回内・回外を測定する.

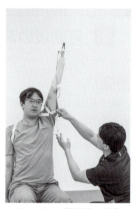

図 2-75　肩関節の外転

### 基準・標準
#### 1）肩関節
・屈曲：90°以上．能動フックが開いても良い.
・伸展：義手非装着時と同程度である.
・外転：義手非装着時と同程度である.
・内転：義手非装着時と同程度である.
・外旋：義手非装着時と同程度である.
・内旋：義手非装着時と同程度である.
・水平屈曲：90°以上．能動フックが開いても良い.
・水平伸展：義手非装着時と同程度である.

肩関節の外転/内転・外旋/内旋
肩関節の外転/内転・外旋/内旋ともに非装着時と同程度の可動域を示した.

※義手を装着した肩関節の可動域は，ハーネスやコントロールケーブルシステムの影響によって非装着時よりも低下する．屈曲角度の測定では，屈曲時に手先具が開くことを許容する．しかし，切断者の状態と背景によって義手操作時に必要な可動域は異なる．そのため，切断者に応じたハーネス・コントロールケーブルシステムの調整が必要である.

#### 2）肘関節
・屈曲：義手非装着時と同程度である.
・伸展：義手非装着時と同程度である.

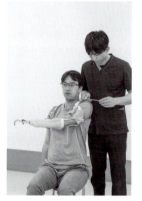

図 2-76　肩関節の水平屈曲

#### 3）前腕
・回旋角度は，義手非装着時の 1/2 程度である.
・極短断端や短断端では，基準に達しない場合がある.
・中断端より長い断端で，差し込み式ソケットとたわみ継手を使用している場合，義手非装着時の 1/2 程度である.

・長断端では，基準を超える場合がある．

### 異常の原因
・肩関節，肘関節の障害．
・ハーネスの調整不良．
・コントロールケーブルの調整不足．
・肘継手の調整不良．
・断端とソケットの不適合．
・ソケットのトリミングが不適切．

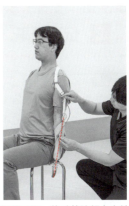

図 2-77　義手前腕部中央線

### 備考
・顆上懸垂式ソケットの場合
①肘関節（屈曲・伸展）は，可動域制限が生じる場合がある．
②前腕（回内・回外）は，可動域制限が生じるため測定対象外とする．

・肘ヒンジ継手の場合
①肘関節（屈曲・伸展）は，可動域制限が生じる場合がある．
②前腕（回内・回外）は，可動域制限が生じるため測定対象外とする．

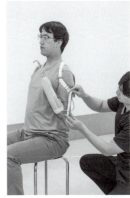

図 2-78　肘関節の屈曲

### 文献
9) 日本リハビリテーション医学会・日本整形外科学会・日本足の外科学会：関節可動域表示法ならびに測定法改訂について（2022年4月改訂）．Jpn J Rehabil Med 58：1188-1200, 2021.

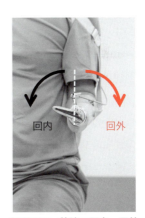

図 2-79　前腕の回内・回外

## 2 伝達効率（コントロールケーブルシステム）

➡動画でチェック

### 目的
　受動的に手先具単体を開く力と，コントロールケーブルシステムを介して手先具を開く力の測定から，ハンガーに加えた力が手先具へ伝わる効率（伝達効率）を確認する．

### 方法
道具：バネばかり，測定用バンド，測定用ケーブル，木片（12 mm×12 mm×50 mm）（図2-80）．

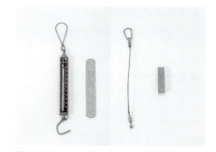

図2-80　バネばかり，測定用バンド，測定用ケーブル，木片

概要：
・能動フックのつまみの強さ（力源ゴムの強さ：手先具単体で引くときの力）を1.5 kgに設定する．
・手先具単体の開く力を測定する．
・ケーブルシステムを介して手先具を開く力を測定する．
・手先具単体で開くときの力とケーブルシステムを介して手先具が開く力から，伝達効率を算出する．

1）手先具単体で開くときの力
①コントロールケーブルのターミナルを能動フックの制御レバーよりはずし，測定用ケーブルをつける．
②制御レバーを上向きにして指こう先端を内側に向け，指こうの先端に木片をはさむ．はさむ位置は，木片の中央よりも端に近い位置にする．
③肘関節90°屈曲位で，測定用ケーブルにつけたバネばかりをコントロールケーブルの方向に引っ張り，木片が動いたときのはかりを読む（図2-81）．
④3回測定し平均値を算出する．

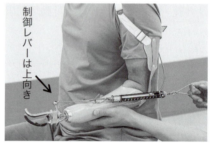
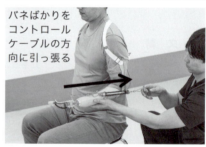

図2-81　手先具単体で開くときの力
上：制御レバーは上向きで実施
下：バネばかりをケーブルの方向に引っ張る

2）ケーブルシステムを介して開くときの力
①測定用ケーブルを制御レバーからはずし，ターミナルを制御レバーに取り付ける．
②制御レバーを上向きにして指こう先端を内側に向け，指こうの先端に木片をはさむ．はさむ位置は，木片の中央よりも端に近い位置にする．

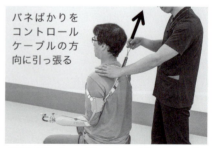

図2-82　ケーブルを介して開くときの力

③肘関節 90°屈曲位で，ハンガーにつけたバネばかりをハーネスの方向に引っ張り，木片が動いたときのはかりを読む（**図 2-82**）．
④3 回測定し平均値を算出する．

3）伝達効率の計算
・伝達効率は，3 回平均値を用いて算出する．
・伝達効率（％）＝ $\dfrac{\text{手先具単体で開くときの力}}{\text{ケーブルシステムを介して開くときの力}} \times 100$

**基準・標準**
・伝達効率は 80％以上でなければならない．

**異常の原因**
・ケーブルシステムの走行（リテーナーの位置など）が不適切．

**備考**
・ケーブルハウジング内にインナーライナーやコーティングケーブルを用いた場合，ケーブルシステムを介して能動フックが開くときの力が改善し，伝達効率が向上する．
・ケーブル，バネばかりが切断者の体に触れないように注意する．

---

**伝達効率測定時のフックの向きについて**

UCLA 義手マニュアル，NYU テキストでは，伝達効率検査時のフックの向きは，手先具をノーマルキャリィアングルに位置させるフックの指こう先端を内側（制御レバーを上向き）と記載されている．

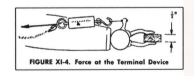

そのため，当該検査時のフックの向きは，①フックの指こう先端を内側（制御レバーを上向きにし，前腕部とケーブルシステムが干渉しない状態）で測定する．加えて，切断者の日常生活で使用頻度の高い手先具の向きである，②フックの指こう先端を下向き（制御レバーを内向き）での測定を行う．

これらの設定で測定することにより，ケーブルが前腕部との干渉によって伝達効率がどの程度低下するのか，また，どの部位や構造により低下が生じているのかを適切に把握し，義手の取り扱いやケーブル交換修理のタイミングの目安にできる．

操作効率は，切断者が頻用する向きであるフックの指こう先端を下向き（制御レバーを内向き）にしても大きく低下しないようにする．

## 3 操作効率

→動画でチェック

### 目的
受動的な手先具単体の最大開き幅と，身体各部における能動的な手先具の開き幅を測定し，コントロールケーブルを介して体内力源が手先具へ伝わる効率（操作効率）を確認する．

### 方法
道具：定規．

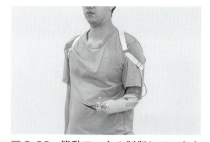

図 2-83 能動フックの制御レバーを上に向ける

概要：
- 能動フックのつまみの強さ（力源ゴムの強さ：手先具単体で引くときの力）を 1.5 kg に設定する．
- 開始肢位は，手先具を内側（能動フックの制御レバーを上）に向けた状態にする（図 2-83）．
- 手先具単体の開き幅は，検査者が能動フックを全開させたときの開き幅を測定する．
- 肘関節 90°屈曲位，口の前，会陰部の前，それぞれの位置での手先具の開き幅は，切断者が能動的に手先具を開いた時の開き幅を測定する．
- 手先具単体の最大開き幅を基準として，身体各部における操作効率を算出する．

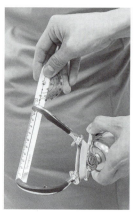

図 2-84 手先具単体の最大開き幅の測定

1) 手先具単体の最大開き幅
①検査者が手先具を最大に開いたときの指こう先端の距離（cm）を測定する（図 2-84）．

2) 肘関節 90°屈曲位での手先具の開き幅
①肘関節 90°屈曲位の肢位をとってもらう．
②肘関節 90°屈曲位で手先具を最大に開かせる．
③指こう先端の距離（cm）を測定する（図 2-85）．

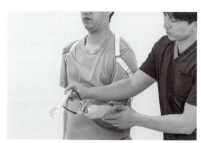

図 2-85 肘関節 90°屈曲位での手先具の開き幅の測定

- 操作効率（％）＝ $\dfrac{\text{肘関節 90°屈曲位での手先具の開き幅}}{\text{手先具単体の最大開き幅}} \times 100$

3) 口の前での手先具の開き幅
①口の前の位置で手先具を最大に開かせる．

②指こう先端の距離（cm）を測定する（図2-86）.

・操作効率（%）＝ $\dfrac{\text{口の前での手先具の開き幅}}{\text{手先具単体の最大開き幅}} \times 100$

4）会陰部の前での手先具の開き幅
①会陰部の前の位置で手先具を最大に開かせる．
②指こう先端の距離（cm）を測定する（図2-87）．

・操作効率（%）＝ $\dfrac{\text{会陰部の前での手先具の開き幅}}{\text{手先具単体の最大開き幅}} \times 100$

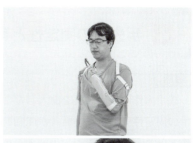
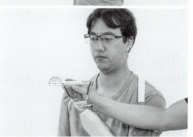

図2-86　口の前での手先具の開き幅

### 基準・標準
・肘関節90°屈曲位での手先具の操作効率：100%．
・口の前での手先具の操作効率：100%．
・会陰部の前での手先具の操作効率：100%．

### 異常の原因
・コントロールケーブルシステムの調整不良．
・ハーネスの調整不良．
・肩甲帯，肩関節の障害．

### 備考
・コントロールケーブルの走行・たわみが影響する場合がある．
・基準を満たさない場合は，操作訓練により基準を満たす可能性がある．
・操作能力の習熟度が影響する場合がある．

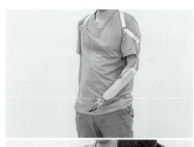
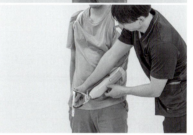

図2-87　会陰部の前での手先具の開き幅の測定

---

**開始肢位について**

・両側切断者が口や会陰部の前で手先具を操作するのは，食事・整容・排泄動作場面が多くなる．
・口の前での手先具操作では，食事ではフォークを使用する場合，整容の歯磨き動作では歯ブラシの柄を持ち替える際に制御レバーを上向きにする．
・会陰部の前での手先具の操作では，ズボンのファスナーを把持する際にフックの制御レバーを上向きにする．

## 4 手先具の固定性と可動性

➡動画でチェック

**目的**
義手操作時に手先具を開大したときの手先具と手継手の固定性，および切断者が能動的に手先具の向きを変えることができるか，手継手の可動性を確認する．

**方法**
概要：
- 義手操作時に手先具が不随意に回旋しないこと（固定性）を確認する．
- 切断者が手先具を任意の方向に回旋できること（可動性）を確認する．

1) 固定性：操作効率の検査時に，能動フックを全開しても不随意に回旋しないことを確認する（図2-88）．
①肘関節90°屈曲位．
②口の前．
③会陰部の前．

2) 可動性：切断者自身で手先具を任意の方向に回旋できることを確認する．
①回旋させる方向：制御レバー内向き⇔外向き（180°，図2-89）．

**基準・標準**
- 手先具の開大時に回旋しない．
- 切断者が手先具を任意の方向に回旋できる．

**異常の原因**
- 手継手の摩擦の過剰，または不足．
- 非切断側の障害（筋力低下，関節可動域制限など）．

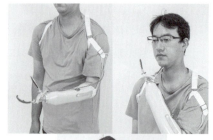
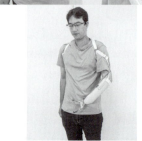
図2-88　フックの固定性の確認

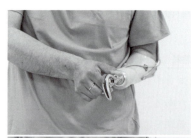
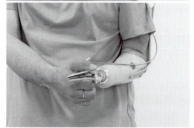
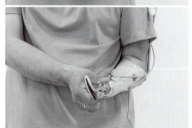
図2-89　フックの可動性の確認

## 4 前腕義手の操作適合検査

## 5 懸垂力に対する安定性

→動画でチェック

### 目的
能動義手で重錘（図2-90）を懸垂したときの身体と義手のずれを確認する．

### 方法
道具：10 kgの重錘，テープ（マスキングテープ・ビニールテープなど）または水性ペン．

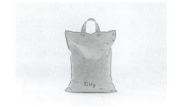

図2-90 重錘

概要：
・手先具に10 kgの重錘を懸垂させ，ソケット上縁のずれを測定する．

①肘関節を伸展位にして，上腕カフ（ソケット上縁）の位置にテープなどで印をつける（図2-91）．
②手先具で10 kgの重錘を懸垂する（図2-92）．
③ソケット上縁から印までの距離（cm）を測定する（図2-92）．

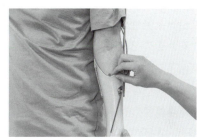

図2-91 ソケットの上縁の確認

### 基準・標準
・測定した距離（ずれ）が1.0 cm以内である．
・ハーネスが破損していない．

### 異常の原因
・ソケットの適合不良．
・ハーネスの調整不良．
・ハーネスの材質，縫製不良．

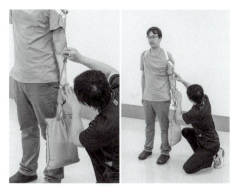

図2-92 懸垂力に対する安定性

### 備考
・顆上懸垂式ソケットの場合は，ずれが少ないが，顆上部に痛みが生じる場合がある．

第2章　前腕義手の適合検査

## 懸垂力に対する安定性の基準について

従来の検査基準では荷重 20 kg（UCLA ／ NYU は 50 lbs）である．

本検査における 10 kg の設定経緯について述べる：

以下の通り委員での討議を行い決定した．

労働基準法　年少則第 7 条，第 8 条，および女性則第 2 条において，年少者と女性は重量物を取り扱う作業に明確な重量制限が規定されている．一方，満 18 歳以上の男性は法令上，明確な重量制限が規定されていない．

一方，職場における腰痛予防対策の推進について（基発*第 618 第 1 号　平成 25 年 6 月 18 日）によると，「満 18 歳以上の男性労働者が人力のみにより取り扱う重量は体重の概ね 40％以下となるように努めること．」との記載がある．

日本人男性の平均体重が約 60 kg 程度であり，その 40％は 24 kg．片手での作業とするとその 2 分の 1 で 12 kg となる．検査としての分かりやすさを考慮して，本検査で使用する重錘の重量を 10 kg と設定し，その際のカフ上縁のずれを 1.0 cm 以内とすることを新たな判定基準と設定した．

本委員会の委員の討議により，上記を新たな適合判定基準とすることについて，エキスパートオピニオンとして合意に至った．

---

＊基発：通達（法令の解釈や取扱いなどを上級機関から下級機関に示すもの）で，基発は労働基準局長名で発する通達のことを表している．

# 第3章　上腕義手の適合検査

第3章 上腕義手の適合検査

# 1 上腕義手適合検査のための身体機能検査

## ■ 上腕義手適合検査のための身体機能検査とは

　上腕義手適合検査のための身体機能検査の目的は，上腕能動義手を操作するために必要な身体機能を把握することである．上腕切断者の身体機能を把握するためには，様々な検査を実施する必要がある．一方で，検査項目が増えるほど切断者，評価者の負担は増加するため，それらを考慮した適切な検査を設定する必要がある．

　今回，一般社団法人　日本義肢装具学会版の義手適合検査として作成した，「上腕義手適合検査のための身体機能検査」の目的は，上腕能動義手の適合検査を実施するために必要最低限の情報を確実に把握することとした．そのため，検査項目は，①断端部の状態，②上肢長の測定，③関節可動域の測定，の3項目とした．

　本検査の各項目における概要は以下の通りである．

**①断端の状態**

　外傷を原因とする切断において，骨・関節・筋肉・靭帯などは著しく損傷していることが多く，その影響を評価する必要があるためである．また，疾病を原因とする場合も，原疾患が断端に影響を及ぼしていないかを確認することは重要である．そのため，下位項目として，断端創状態，断端部感染兆候，その他の断端部の状態を把握するための参考事項を確認することとした．

**②上肢長の測定**

　義手の製作にあたり，断端長や切断レベル，切断肢と非切断肢との長さの差を把握しておくことは必要不可欠である．切断肢の断端長を測定し，非切断肢は肩峰から母指先端までを義手長の参考値として測定する．そして，断端長から切断レベルの算出方法を記載することで，肩甲胸郭間切断・肩関節離断・上腕切断短断端・上腕切断標準断端・肘関節離断のいずれに当てはまるかを確認しやすいようにした．

**③関節可動域の測定**

　上肢切断において関節可動域の保持は能動義手の操作や義手を使用した動作を遂行するうえで重要である．測定する関節は，上腕能動義手の操作やソケットの適合に大きく影響を与える肩関節とし，日本リハビリテーション医学会，日本整形外科学会らによる「関節可動域表示法ならびに測定法」[1] に従って測定することとした．関節可動域は自動運動と他動運動の両方を測定する．他動運動だけでなく自動運動の測定により，運動障害の有無を確認する．

1 上腕義手適合検査のための身体機能検査

　検査表は，一側上肢切断者の場合，上腕切断者は「上腕義手適合検査のための身体機能検査表」を，前腕切断者は前述している「前腕義手適合検査のための身体機能検査表」（巻末付録参照）を選択する．

　両側上肢切断者は，それぞれの切断高位に応じて前腕用もしくは上腕用を選択する．

—— 文　献 ——————————————————————————————————————

1）日本リハビリテーション医学会・日本整形外科学会・日本足の外科学会：関節可動域表示法ならびに測定法改訂について（2022 年 4 月改訂）．*Jpn J Rehabil Med* **58**：1188-1200, 2021.

## 1 断端部の状態

### 1-1 断端創の状態

**目的**

断端創の有無および治癒状態，ならびに断端部の植皮の有無と生着状態を確認し，義手の装着と操作が可能かどうかを検討する．

**方法**
①断端創が治癒しているかを目視で確認する．
②断端部の植皮の有無を目視で確認する（図 3-1）．

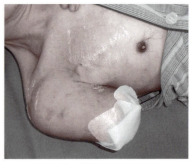

図 3-1　断端創状態の確認

**基準・標準**
・断端創が治癒している．
・植皮部が生着している．

**異常の原因**
・創部治癒不全．
・植皮部生着不全．
・感染（p73 参照）．

**現象**
・創部治癒不全，植皮部生着不全がある場合，局所が開放創となり浸出液を伴うことが多い．
・感染がある場合，局所に熱感・発赤・腫脹・疼痛を認めることが多い（p73 参照）．
・これらを認めた場合は，医師から適切な診断，治療を受ける必要がある．

**備考**
・断端創，植皮部が治癒，生着していない場合，義手の装着は皮膚状態を悪化させる可能性がある．義手製作が適切か医療職で検討する．
・植皮部の表在感覚は脱失している（遊離植皮の場合）ため，強い圧迫を避けるなど，ソケットの適合には十分に注意する．

1　上腕義手適合検査のための身体機能検査

## 1-2　断端部感染兆候

**目的**
　断端部の感染兆候の有無を確認し，義手の製作と装着が可能かどうかを検討する．

**方法**
①断端部の皮膚発赤・腫脹・熱感・疼痛の有無を目視と触知で確認する（図3-2, 3）．

**基準・標準**
・断端部の熱感・発赤・腫脹・疼痛がない．
・疼痛は認めても，熱感・発赤・腫脹を伴わない．

**異常の原因**
・感染．

**現象**
・断端部の皮膚熱感・発赤・腫脹・疼痛の四徴は感染を示唆する．断端創部が治癒していても，皮下で感染を生じている可能性を考慮する．
・これらを認めた場合は，医師から適切な診断，治療を受ける必要がある．

**備考**
・疼痛を認めても，皮膚発赤・腫脹・熱感を伴わない場合，感染以外に断端痛，幻肢痛，神経腫などの可能性が考えられる．
・植皮部は生着していても，周囲皮膚と色調が異なり，特に手術後早期では健常な皮膚に比べて発赤がみられることがある．

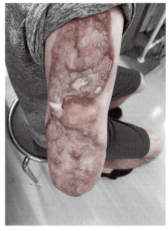
図3-2　断端部の観察
発赤・皮膚損傷あり．

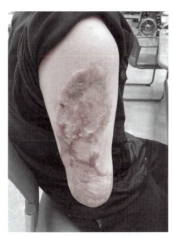
図3-3　断端部の観察
正常な状態．

73

## 1-3 その他（参考事項）

**目的**

断端の状態について，感覚障害，断端痛，幻肢・幻肢痛，浮腫，筋収縮の有無などを確認する．

**方法**

①断端部の感覚検査を実施する．
②幻肢・幻肢痛は切断者に聴き取って確認する．
③浮腫の有無や程度を確認する．
④断端部の筋収縮を目視，または触知で確認する．

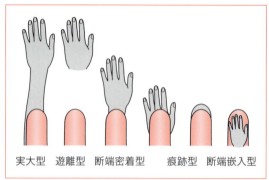

図 3-4　幻肢の評価に用いられる大塚の分類

実大型　遊離型　断端密着型　痕跡型　断端嵌入型

**基準・標準**

・感覚障害，幻肢・幻肢痛，筋収縮とも特に基準・標準となる指標はない．

**異常の原因**

・断端の痛みについては，神経断端部の刺激による疼痛，断端の循環障害による疼痛，中枢神経系の疼痛がある．
・断端部の筋収縮を認めない場合，麻痺が原因である可能性がある．断端部の筋収縮を認めなくても，能動義手の製作・適合は可能である．ただし，麻痺により肩関節の運動が制限される場合は，義手操作に影響する可能性がある．
・幻肢・幻肢痛の原因は不明だが，上肢切断者には比較的よく認められる．

**備考**

・幻肢の現れ方については，大塚は，実大型，遊離型，断端密着型，痕跡型，断端嵌入型の5つに分類している（図 3-4）[2]．

---
**文　献**

2) 澤村誠志：切断と義肢 第2版．p491，医歯薬出版，2016．

## 2 上肢長の測定

**目的**

上腕義手の長さを決めるために測定する．

一側上肢切断者の義手の長さは非切断肢を基準にする．

両側上肢切断者の義手の長さはCarlyle index（カーライルインデックス）を基準にする[3]．

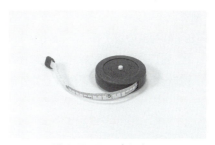

図 3-5　テープメジャー

**方法**

道具：テープメジャー（図 3-5）．

測定肢位：測定肢位：腰かけ座位，または立位で解剖学的肢位とする（図 3-6）．

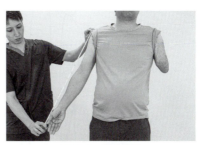

図 3-6　検査肢位

1) 上腕切断の上肢長の測定（図 3-7）

切断肢の断端長は，
　①肩峰～断端部末端の長さ．
非切断肢の上腕長は，
　②肩峰～上腕骨外側上顆の長さ．
　　（※上腕義手の上腕肘継手長の参考となる．）
　③上腕骨外側上顆～母指先端（前腕部）の長さ．
　　（※上腕義手の前腕手先具長の参考となる．）
　④肩峰～母指先端の長さの長さ．
　　（※上腕義手の義手長：上腕肘継手長＋前腕手先具長の参考となる．）

各々を測定する．

2) 切断レベルの算出

切断レベルの算出を行い，上腕義手適合検査のための身体機能検査表の該当する切断レベルを確認する（図 3-8）．

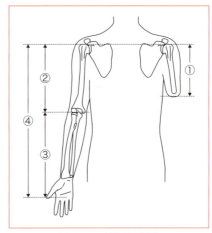

図 3-7　上肢長の測定
①肩峰～断端部末端
②肩峰～上腕骨外側上顆
③上腕骨外側上顆～母指先端（前腕部）
④肩峰～母指先端（全長）

切断レベルの算出方法（％）＝ $\frac{①}{②} \times 100$

・肩甲胸郭間切断（フォークオーター切断）
・肩関節離断（上腕骨頸部切断）：0％以上30％未満
・上腕切断　短断端　　　　　　：30％以上50％未満

第 3 章　上腕義手の適合検査

・上腕切断　標準断　　　　　　：50％以上 90％未満
・肘関節離断（上腕切断長断端）：90％以上 100％未満

**備考**

両側上肢切断の義手長は，Carlyle index を用いて算出する．

・②上腕長の参考値（肩峰〜上腕骨外側上顆）：0.19×切断者の身長
・③前腕手先具長の参考値（上骨外側上顆〜母指先端）：0.21×切断者の身長

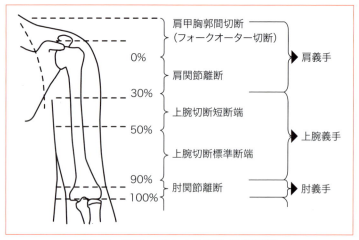

図 3-8　切断レベルによる分類（上腕切断）

―――― 文　献 ――――

3) 澤村誠志：切断と義肢 第 2 版．p107, 医歯薬出版, 2016.

# 1 上腕義手適合検査のための身体機能検査

## 3 関節可動域の測定

➡動画でチェック

### 目的

切断後の身体の各部位を動かしたときの関節の運動範囲を測定する．また，義手操作や義手による日常生活動作に必要な関節可動域を確認する．

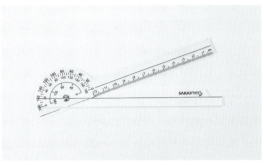

図 3-9 関節角度計

### 方法

道具：関節角度計（図 3-9），シールまたは水性ペン．

日本リハビリテーション医学会，日本整形外科学会らによる「関節可動域表示法ならびに測定法」[4] に従って，関節可動域を測定する．

### 1）肩関節

| 部位名 | 運動方向 | 参考可動域角度 | 基本軸 | 移動軸 | 測定肢位および注意点 | 参考図 |
|---|---|---|---|---|---|---|
| 肩 shoulder（肩甲帯の動きを含む） | 屈曲（前方挙上）forward flexion | 0-180 | 肩峰を通る床への垂直線（立位または座位） | 上腕骨 | 前腕は中間位とする．体幹が動かないように固定する．脊柱が前後屈しないように注意する． | |
| | 伸展（後方挙上）backward extension | 0-50 | | | | |
| | 外転（側方挙上）abduction | 0-180 | 肩峰を通る床への垂直線（立位または座位） | 上腕骨 | 体幹の側屈が起こらないように 90°以上になったら前腕を回外することを原則とする． | |
| | 内転 adduction | 0 | | | | |
| | 外旋 external rotation | 0-60 | 肘を通る前額面への垂直線 | 尺骨 | 上腕を体幹に接して，肘関節を前方に 90°に屈曲した肢位で行う．前腕は中間位とする． | |
| | 内旋 internal rotation | 0-80 | | | | |

77

| | 水平屈曲<br>horizontal<br>flexion<br>(horizontal<br>adduction) | 0-135 | 肩峰を通る矢状面への垂直線 | 上腕骨 | 肩関節を90°外転位とする. | |
|---|---|---|---|---|---|---|
| | 水平伸展<br>horizontal<br>extension<br>(horizontal<br>abduction) | 0-30 | | | | |

※切断側の肩外旋・内旋について

上腕切断側の肩関節外旋・内旋の測定は，移動軸となる尺骨が欠損している．そのため，以下の方法で測定する．

**基本肢位**：腰かけ座位，立位で肩関節中間位（内転位，屈曲伸展中間位）とする．

**測　定**：断端末の遠位より測定．

**基本軸**：肩峰を通る前額面への垂直線（図 3-10）．

**移動軸**：断端末端部に引いた補助線（※）を引き，これを移動軸とみなして測定する（図 3-11）．

（※前額面からみて肩峰を通る床への垂直線）

**交　点**：上方から投影した断端末先端．

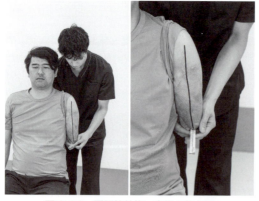

**図 3-10　肩関節外旋・内旋の基本軸**
左上腕切断，上腕長（28.0 cm）89%，上腕切断標準断端．肩関節中間位で肩峰を通る床への垂直線（シール貼付）．

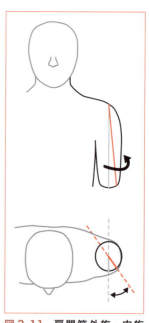

**図 3-11　肩関節外旋・内旋の移動軸**
左上腕切断の外旋運動．

> **備考**

- 上腕切断標準断端　上腕長：28.0 cm　89％の測定例（**図3-12〜14**）．

　関節可動域（自動運動）は，

　　肩関節　外旋：基本肢位 0°（**図3-12**）→外旋 45°（**図3-13**）　外旋の可動域 45°．

　　肩関節　内旋：基本肢位 0°（**図3-12**）→内旋 25°（**図3-14**）　内旋の可動域 25°．

- 短断端の場合，回旋可動域の測定は困難である．

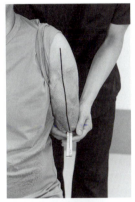 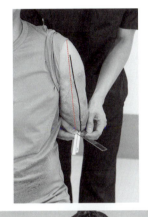 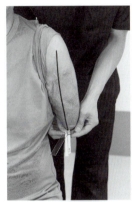

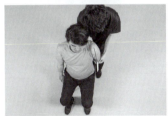 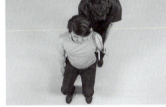 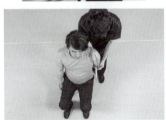

図3-12　基本肢位（0°）　　　図3-13　外旋位（外旋 45°）　　　図3-14　内旋位（内旋 25°）

―― 文　献 ――

4) 日本リハビリテーション医学会・日本整形外科学会・日本足の外科学会：関節可動域表示法ならびに測定法改訂について（2022 年 4 月改訂）．*Jpn J Rehabil Med* 58：1188-1200, 2021.

第3章 | 上腕義手の適合検査

## 2 上腕義手検査

### 上腕義手検査とは

　上腕義手検査の目的は，義手が製品として適切に製作されているか，切断者が義手を装着する前に義肢装具士が評価することである．義肢装具は，医師の処方に基づき，義肢装具士が専門的な知識や技術を持って製作し，切断者への仮合わせを行ったうえで，個々の切断者に適合するよう修正を行い完成させるものである．義手は他の義肢装具と比べ症例数が少なく，特に製作者の技量や経験の差によって完成度が異なる現状がある．切断者が義手を装着して行う，義手装着適合検査・義手操作適合検査を実施するうえで，義手が製品として適切に製作され，使用できるものであることは必須条件である．

　そこで，製作された段階で装着・操作可能な義手であるかを確認するための指標として義手検査を実施することとした．

　本検査は，義手を製作した経験が少ない義肢装具士でも，一定の水準以上の義手ができているかを評価することや，また，その水準に達していなかったとしても，義手検査を理解したうえで，義手の製作や調整を行うことで，その水準に達することができる指標となることを目指し作成した．

　検査には，基本となる能動義手の構成を挙げている．一般的に上腕切断標準断端の上腕義手を製作するうえで使用頻度が高い部品での構成となっている．異なった部品を使用しても，検査の項目は同様である．

　検査の項目は，①仕様，②仕上げ，③手先具，④手継手，⑤コントロールケーブルシステム，⑥肘継手の可動域，⑦肘屈曲に必要な力，⑧肘継手の動作確認，⑨ターンテーブル，⑩ハーネスの腋窩パッド，⑪義手長，⑫義手の重さ，となっている．⑥⑦⑧⑨は肘継手の確認検査である．

　本検査の各項目における概要は以下の通りである．
**①仕様**
　製作された義手が処方箋と合致しているか．
**②仕上げ**
　基本となるトリミング・縫製・かしめ*を確認し，安全に装着できるか．

---

＊かしめ：板と板を繋ぎ合わせる工法で，リベットと呼ばれる金属部品を変形させて固定する方法である．リベットは，重ね合わせた鋼材を締結するのに用いる金属製の機械部品のこと．

### ③手先具

部品として正常な可動性を有するか.

### ④手継手

操作時に手先具が固定されつつ任意の向きに変えられるかを確認し，操作することができる仕様になっているか.

### ⑤コントロールケーブルシステム

ハーネスで取り出した力源の効率を過剰に落とすことなく手先具（能動フック）に伝えることができる設定であるか，適切に操作できる状態であるか.

### ⑥肘継手の可動域

部品として，かつ製作にあたって適切な可動域が確保されているか.

### ⑦肘屈曲に必要な力

肘屈曲に必要な力が，4.5 kg 以内か.

### ⑧肘継手のロック・アンロック動作確認

部品として正常な動作が可能であるか.

### ⑨ターンテーブル

義手操作時には肘継手のターンテーブルが動かない適切な固定性を有し，かつ手動で任意の向きに変えられる可動性を有するか.

### ⑩ハーネスの腋窩パッド

ハーネスに力が加わった時に痛みが出ない設定であるか.

### ⑪義手長

非切断側の上肢長と合っているか.

### ⑫義手の重さ

重たくなりすぎていないか.

以上のことを確認したうえで，次に行われる上腕義手装着適合検査・上腕義手操作適合検査に進む.

第3章 上腕義手の適合検査

## 上腕能動義手の構成と名称

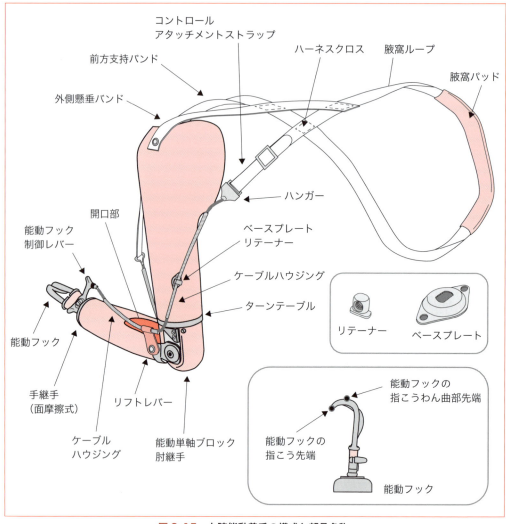

図 3-15　上腕能動義手の構成と部品名称

表 3-1　義手標準構成

| 名　称 | 型　式 | 想定部品・条件 |
|---|---|---|
| 手先具 | 能動フック | Hosmer 5XA（Fillauer） |
| 力源ゴム | ― | 1.5 kg（1～2枚程度） |
| 手継手 | 面摩擦式 | Economy Friction Wrist / WE-500（Fillauer） |
| 肘継手 | 能動単軸ブロック式 | E-200（Fillauer） |
| プーリー | ― | なし |
| ハーネス | 8字ハーネス | 複式コントロールケーブルシステム |

※　上腕支持部の進行方向と前腕支持部の向きを揃える

# 1 仕様

## 目的

製作された義手の仕様が，処方箋（図 3-16）に合致しているか確認する．

## 方法

①ソケット・手先具・手継手・肘継手・ハーネスなどの懸垂装置・コントロールケーブルシステムの部品などが処方箋と合致した仕様になっているかを見比べて確認する．

## 基準・標準

・処方箋の仕様通りになっている．

## 異常の原因

・製作された義手の仕様が処方箋と異なる．

## 現象

・処方箋に記されている項目には，上記以外に以下のものがある．

・切断部位・構造・型式・名称・支持部材・外装・調整部品・特記事項など．

※型式：装飾用・作業用・能動式・電動式

※名称：肩義手・上腕義手・肘義手・前腕義手・手義手・手部義手・手指義手

**義手処方箋**

| | | | | | |
|---|---|---|---|---|---|
| 氏　名 | | 生年月日 | 明治・大正<br>昭和・平成<br>令和　年　月　日（　）歳 | | |
| 住　所 | | | | TEL | |
| 医学的所見 | 疾患名 | 切断部位 | 左　右 | 職　業<br>（具体的に） | |
| | 障害名 | 断端長 | cm | | |
| 種目 | 殻構造 ・ 骨格構造 | 採型区分 | A―（　　） | 種目名称別コード | |

| | | | | | |
|---|---|---|---|---|---|
| 名称 | 1. 肩義手用<br>2. 上腕義手用<br>3. 肘義手<br>4. 前腕義手<br>5. 手義手<br>6. 手部義手<br>7. 手指義手 | 型式・基本価格 | 1. 能動式<br>2. 電動式<br>3. その他<br>□装飾用<br>□作業用 | 加算 | 1. 肩甲胸郭間切断用<br>2. 吸着式<br>3. 顆上懸垂式<br>4. スプリットソケット<br>5. チェックソケット<br>□シリコーン又はライナー<br>□透明チェックソケット |

【製作要素価格】

| | | | | | | |
|---|---|---|---|---|---|---|
| ソケット | 1. 皮革<br>2. 熱硬化性樹脂<br>3. 熱硬化性樹脂（電動式）<br>4. 熱可塑性樹脂<br>5. 熱可塑性樹脂（電動式） | ソフトインサート | 1. 皮革<br>2. 軟性発泡樹脂<br>3. 皮革・軟性発泡樹脂 | 支持部 | 殻構造<br>1. 能動式　□肩部<br>2. 電動式　□上腕部<br>3. その他　a. 熱硬化性樹脂<br>b. 熱可塑性樹脂<br>□ 前腕部<br>a. 熱硬化性樹脂<br>b. 熱可塑性樹脂<br>□手部<br>□形状、接続部の修正 | 骨格構造<br>□肩義手用<br>□上腕義手用<br>□肘義手用<br>□前腕義手用<br>□形状、接続部の修正 |
| 義手用ハーネス | 1. 肩義手用　a. 胸郭バンド式肩ハーネス一式<br>b. 肩たすき一式<br>2. 上腕義手用　3. 肘義手用<br>a. 胸郭バンド式上腕ハーネス一式<br>b. 肩たすき一式<br>c. 8字ハーネス一式<br>4. 前腕義手用　5. 手義手用　6. 手部義手用<br>a. 胸郭バンド式前腕ハーネス一式<br>b. 8字ハーネス一式<br>c. 9字ハーネス一式<br>d. たわみ継手（一組）<br>e. Yストラップ<br>f. 上腕カフ（三頭筋パッド） | | | 外装 | 殻構造<br>□肩部<br>a. 皮革<br>b. プラスチック<br>c. 塗装<br>□上腕部<br>a. 皮革<br>b. プラスチック<br>c. 塗装<br>□前腕部<br>a. 皮革<br>b. プラスチック<br>c. 塗装 | 骨格構造<br>□肩義手用<br>□上腕義手用<br>□前腕義手用 |
| 断端袋 | 1. 上腕用<br>2. 前腕用 | | | | | |

【完成用部品価格】

| | |
|---|---|
| 完成用部品 | |

| | | | |
|---|---|---|---|
| 特記事項、使用者の希望事項など記述すること<br>（借受けの希望　有 ・ 無 ） | | | |
| 処　方 | 年　月　日 | 仮合せ | 年　月　日　良 ・ 不良 |
| 採　型 | 年　月　日 | 適合判定 | 年　月　日 |

図 3-16　義手処方箋

〔平成 24 年度義肢装具等適合判定医師研修会第 70 回前期資料〕

第3章　上腕義手の適合検査

## 2 仕上げ

### 目的
ソケットの処理・縫製・リベットが適切に完成しているかを確認する.

### 方法
①ソケット：ソケット内部やトリミングライン*などを目視と触知で確認する（図3-17）.
②縫製：縫製の各部を目視と触知，引っ張るなどして確認する（図3-18）.
③リベット：かしめで固定を行っている各部のリベットを目視と触知で確認する（図3-19）.

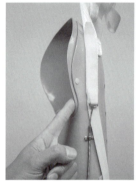

図3-17　トリミングの確認

### 基準・標準
・ソケット：ソケットトリミングなどの処理が適切に行われていて，段差や突出がなく滑らかである.
・縫製：適切に行われていて，ほつれがない.
・リベット：突出していない，引っ掛かりがない，滑らかである.

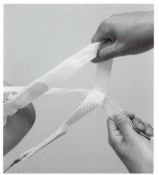

図3-18　縫製の確認

### 異常の原因
・仕上げが不十分であることによる段差や突出，ほつれ，引っ掛かりがある.

### 現象
・ソケット：トリミング部分は肌に直接当たるため，段差や突出があると創傷の原因になる.
・縫製：素材によっては，端の処理を適切に行わないとほつれが生じる.
・リベット：かしめリベットが突出して引っ掛かりがあると，衣服の破れに繋がる.

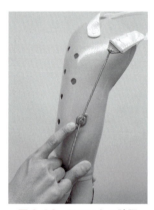

図3-19　リベットの確認

---

*トリミングライン：ソケットの縁取りのこと.

## 3 手先具

**目的**

手先具（能動フック）が正常に動くか，可動性を確認する．

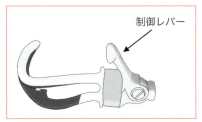

図 3-20 制御レバー

**方法**

①能動フックの制御レバー（図 3-20）をしっかり把持する．
②手動で能動フックをゆっくり開大する（図 3-21）．
③能動フックを全開させ，開き幅を確認する（図 3-22）．
④制御レバーを戻す．

**基準・標準**

・滑らかに全開し閉じる．

**異常の原因**

・初期不良．
・ベアリングの損傷や軸のズレなどによるガタつき．

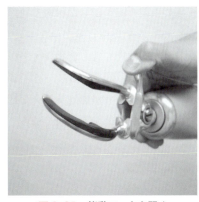

図 3-21 能動フックを開く

**備考**

・異常がある場合，製品の初期不良がないか確認する．
・ゴムが劣化していないことも確認する．
・力源ゴムの枚数が多くなるほど把持力が向上する（検査で想定している把持力は 1.5 kg であり，ゴムの種類により異なるが力源ゴムの枚数にすると 1～2 枚程度）．

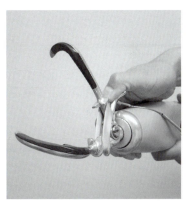

図 3-22 能動フックを全開させる

## 4 手継手

### 目的
上腕義手を操作するにあたり，能動フックが手継手に適切に固定されているかの固定性，かつ，能動フックを手動で任意の角度に回旋できるかの可動性を確認する．

### 方法
① 固定性：能動フックの制御レバーを内向きと上向きの中間（45°）にした状態で，肘継手をロックし，ハーネスを把持してケーブルを引っ張り，能動フックが全開しても能動フックが回旋しないことを確認する（図 3-23）．
② 可動性：検査者が能動フックを把持して，回旋できることを確認する（図 3-24）．

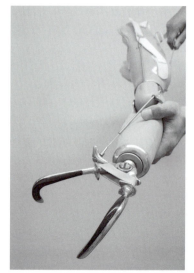

図 3-23　固定性の確認

### 基準・標準
・固定性：ハーネスやケーブルを引っ張った時，能動フックが全開しても回旋しない．
・可動性：手動で能動フックを回旋させることができる．

### 異常の原因
・能動フックの力源ゴムと手継手の回旋固定性のバランスの設定が悪い．
・面摩擦が強すぎる，または弱すぎる．

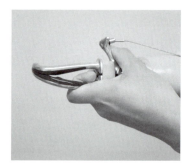

図 3-24　手継手の可動性の確認

### 備考
・力源ゴムの枚数が多くなるほど固定性を上げる必要がある（検査で想定している力源ゴムの枚数は 2 枚）．
・能動フックの向きによって，固定性も変化する．面摩擦式手継手は右ネジであり，能動フックはネ

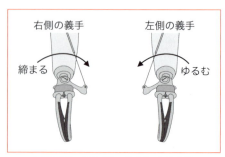

図 3-25　固定性の方向による変化

ジとゴムワッシャーの摩擦で固定されているため，時計回りに回すと固定性が上がる（締まる）．そのため，右側と左側の義手によって固定性が上がる方向も変わる（図 3-25）．
・面摩擦の固定性の調整には能動フックとの間にワッシャーを挟むことで対処できる．

## 5 コントロールケーブルシステム

### 5-1 ケーブルの取り付け（ボールターミナルとハンガーの取り付け）

**目的**

ケーブルがしっかり固定されているか確認する．かつ適切な長さで取り付けられているか確認する．

**方法**

①コントロールケーブルがボールターミナル（能動フックに取り付ける部分）（図3-26）に取り付けられているか確認する．
②コントロールケーブルがハンガー部（図3-27（a））に取り付け部分られているか確認する．
③ケーブルの長さを確認する．

**基準・標準**

・ボールターミナルとケーブル：ケーブル遠位部にボールターミナルが取り付けられている．
・能動フック制御レバーにボールターミナルが取り付けられている．
・ハンガー部：ケーブル近位部にハンガーが取り付けられている．ハンガーにはハーネスが取り付けられている．
・ケーブルの適切な長さの目安は，ハンガーの位置が義手装着時に肘継手を90°屈曲位・フック制御レバーを内向きにして，腋窩付近に位置するように設定する．

**異常の原因**

・取り付けられているか確認ができていない．
・圧着が不十分である．
・はんだ付けで取り付けている場合は，はんだの温度が高すぎると気泡が混じることがある．

**備考**

・取り付け方法には，圧着やはんだ付けがある（図3-27）．
・はんだ付けの最適な条件：はんだを約250℃で約3秒間溶融し，合金層を形成すること．

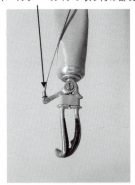

図3-26 ケーブルと能動フックの取り付け

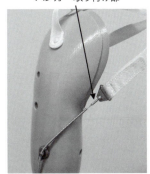

（a）はんだ付け

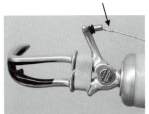

（b）圧着

図3-27 ケーブルの取り付け方法

## 5-2A ケーブルハウジングの長さと位置:上腕近位部

**目的**

ケーブルハウジングが適切な長さで取り付けられているか,上腕近位部を確認する.

**方法**

道具:定規(図3-28).

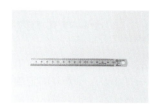

図3-28 定規

①肘継手を完全伸展位でロックして,能動フックの制御レバーを内向きにする(図3-29).
②ハンガーとケーブルハウジングのクリアランス*を確認する(図3-30).

**基準・標準**

・ハンガーとケーブルハウジングが接触しない.
・クリアランスは5〜10 mm確保してある.

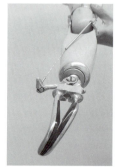

図3-29 制御レバー内向き

**異常の原因**

・ケーブルが短すぎる.
・ハウジングが長すぎる.
・仮合わせでの設定不良.

**現象**

・ハンガーとケーブルハウジングのクリアランスが少ない状態で,能動フックを内側に回旋させると能動フックが開く.
・能動フックの回旋に支障をきたす.

**備考**

・クリアランスは肘継手を完全伸展位でロックして,能動フックの制御レバーを内向きにした状態で5〜10 mm確保する.

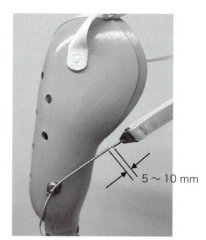

図3-30 ケーブルハウジング上腕近位部

---

*クリアランス:間隔・隙間・ゆとりのこと.

## 5-2B ケーブルハウジングの長さと位置：前腕遠位部

### 目的
ケーブルハウジングが適切な長さで取り付けられているか，前腕遠位部を確認する．

### 方法
道具：定規．

①肘継手を 90°屈曲位でロックし，能動フック制御レバーを上向きにする（図 3-31）．
②ハーネスやコントロールケーブルを引っ張った時の，ボールターミナルとケーブルハウジングのクリアランスを確認する（図 3-32）．

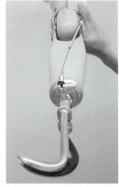

図 3-31　制御レバー上向き

### 基準・標準
・ボールターミナルがケーブルハウジングに干渉せず，能動フックを全開できる．
・クリアランスは 5 ～ 10 mm 確保してある．

### 異常の原因
・ハウジングが長すぎる．
・仮合わせでの設定不良．

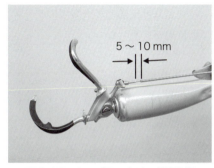

図 3-32　ケーブルハウジング遠位部

### 現象
・ボールターミナルとケーブルハウジングが干渉すると能動フックがそれ以上開かない．
・能動フックの制御レバーを内向きから上向きに回旋させた時に，ボールターミナルとケーブルハウジングが干渉すると，回旋に抵抗を受ける．

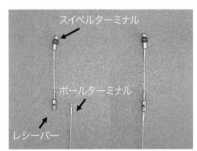

図 3-33　手先具交換式のボールターミナル

### 備考
・クリアランスは肘継手を 90°屈曲位でロックし，能動フック制御レバーを上向きにして能動フックが全開した状態で 5 ～ 10 mm 確保する．
・手先具交換式の義手の場合は，ボールターミナルの位置が通常より近位に位置するため，ケーブルハウジングの長さを短く設定する必要がある（図 3-33）．

## 5-2C ケーブルハウジングの長さと位置：肘継手部

### 目的
ケーブルハウジングが適切な長さで取り付けられているか確認する．

### 方法
① 肘継手を最大屈曲する．
② 前腕部のケーブルハウジングの近位端（リフトレバーより近位部）と上腕部のケーブルハウジング遠位端のクリアランスを確認する（図3-34）．

### 基準・標準
・前腕部のケーブルハウジングの近位端（リフトレバーより近位部）と上腕部のケーブルハウジング遠位端が接触しない．

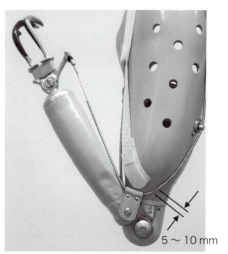

図 3-34　ケーブルハウジング肘継手部

### 異常の原因
・前腕部のケーブルハウジングの近位端（リフトレバーより近位部）と上腕部のケーブルハウジング遠位端が長すぎる．

### 現象
・肘継手が最大屈曲する前にケーブルハウジングが接触すると，それ以上曲がらなくなる．

### 備考
・クリアランスは5〜10 mm確保する．
・ケーブルハウジングは上腕部と前腕部に別々に取り付けられていて，コントロールケーブルを引っ張った時に，上腕部と前腕部のケーブルハウジングの距離が縮まることで肘継手が屈曲する．
・ターンテーブルの回旋角度によってクリアランスは変化する．

## 5-3 ベースプレートの固定性

**目的**
ベースプレートが適切に固定されているか確認する．

**方法**
①ハーネスやケーブルを引っ張り，本体とベースプレートの固定性・リテーナーとケーブルハウジングの固定性を確認する（図 3-35）．

**基準・標準**
・ハーネスやコントロールケーブルを引っ張った時に，ベースプレート・リテーナー・ケーブルハウジングがガタついたり，外れたりしない．

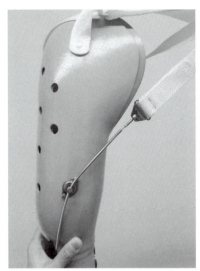

図 3-35 ベースプレートの固定性

**異常の原因**
・かしめの不良．
・仮合わせでの確認不十分．

**現象**
・ベースプレートの位置は，能動フックの制御レバーを内向きと上向きの中間（45°）（図 3-36）にして，ケーブルを軽く引っ張った時に，ケーブルハウジングがリテーナー部で大きく曲がらない位置にする（図 3-37）．
・ベースプレートの取り付け位置は，肩峰〜肘継手軸の中間付近の高さで，後外側面の間の位置に取り付ける．

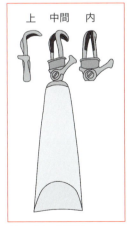

図 3-36 制御レバーの向き

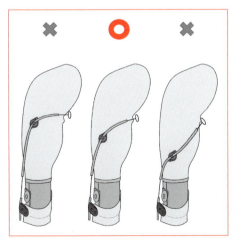

図 3-37 ベースプレートの位置

## 5-4A リフトレバー：位置

**目的**

リフトレバーが，適切な位置に取り付けられているか確認する．

**方法**

道具：定規．

①リフトレバーを取り付けている位置を測定する（図3-38）．

**基準・標準**

- 標準の取り付け位置は，リフトレバー取り付けネジが肘継手より長軸方向に30 mm遠位に設定されている（図3-39）．
- リフトレバー取り付けネジとケーブルハウジング中心の距離は25 mmである（図3-39）．

**異常の原因**

- 設定不良．

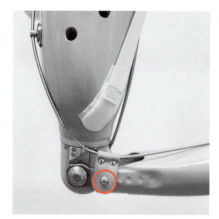

図3-38　リフトレバーの取り付け

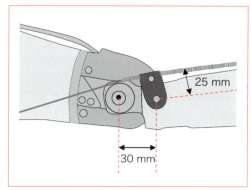

図3-39　リフトレバーの標準の取り付け位置

## 5-4B リフトレバー：可動性

**目的**
リフトレバーが，ハーネスやコントロールケーブルの走行に沿って可動性があるか確認する．

**方法**
①ハーネスやコントロールケーブルを引っ張り，肘継手を伸展位（図3-40）から屈曲させていき（図3-41），完全屈曲させ（図3-42），また伸展させる．

**基準・標準**
・コントロールケーブルの動きに合わせて，リフトレバーがスムーズに可動する．

**異常の原因**
・リフトレバー取り付けネジの留めが固すぎる．

**現象**
・リフトレバーの可動性が無いと，コントロールケーブルの走行が局所的にわん曲し，伝達効率が下がる．

**備考**
・肘プーリーユニット（図3-43）は能動式の上腕義手に取り付けることが可能であり，高位切断や肩関節・肩甲骨の動きに問題がある事例などに，肘継手屈曲時の手先具の操作性を良くするために使用する．

肘継手伸展時と屈曲時の，肘軸とケーブルの距離を比較すると，プーリーを使用しない場合では，屈曲時に距離が長くなる（図3-44）．だが，プーリーを取り付けて，その周りをケーブルが通ることで，肘継手伸展時と屈曲時を比較しても，肘軸とケーブルの距離が一定である（図3-45）．そのため，肘継手屈曲でケーブルのたるみ・緩みを最小限に抑えることになり操作効率が上がる（図3-46）．

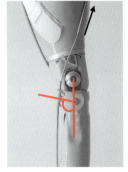
図3-40　肘継手　伸展位

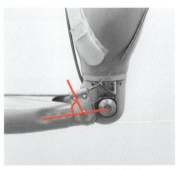
図3-41　肘継手　屈曲

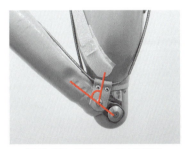
図3-42　肘継手　最大屈曲位

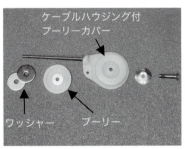
図3-43　肘プーリーユニット
近畿義肢製作所製 KP1-6

第3章　上腕義手の適合検査

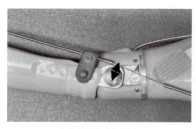 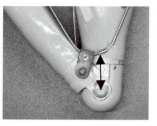

（a）肘継手伸展時　　　　　（b）肘継手屈曲時
図 3-44　リフトレバーでの肘軸とケーブルの距離の比較

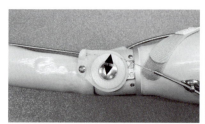 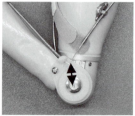

（a）肘継手伸展位　　　　　（b）肘継手屈曲時
図 3-45　プーリーユニットでの肘軸とケーブルの距離の比較

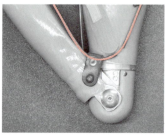 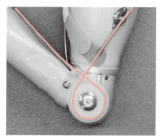

（a）リフトレバー　　　　　（b）プーリーユニット
図 3-46　肘継手屈曲時のケーブルの走路

94

小原工業製プーリーは，前腕部のハウジングが固定して一体化されていないため，従来のシステムを流用する（図3-47）．この場合のリフトレバーは，前腕部にハウジングを固定するためのものであるため，動かないように完全固定状態で取り付ける．取り付け位置は，肘継手から遠位に50 mmの位置で，前腕部ハウジングの近位側の長さはリフトレバーから5 mm出るように設定する（図3-48）．

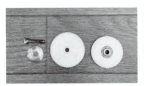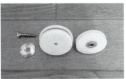

図3-47　肘プーリーユニット
小原工業製

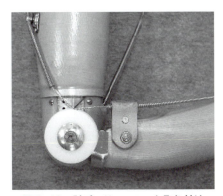

図3-48　肘プーリーユニット取り付け
小原工業製

## 6 肘継手の屈曲可動域

**目的**
肘継手の最大屈曲の可動域を確認する．

**方法**
道具：関節角度計．

①肘継手を伸展位からハーネスやコントロールケーブルを引っ張って屈曲させる．
②肘継手の最大屈曲位の角度を測定する（図3-49）．

**基準・標準**
・最大屈曲角度が135°以上である．

**異常の原因**
・初期不良．
・前腕部の開口部のトリミングライン（図3-50）が不適切．

**現象**
・前腕部の開口部のトリミングが小さい場合や上腕部（ソケット）の周径が大きい場合に可動域が制限される．
・前腕部の開口部と上腕部の間に衣服を挟み込むと，義手検査で確認した可動域よりも小さくなるため，衣服の挟み込みを考えたトリミングラインの確保が必要である．

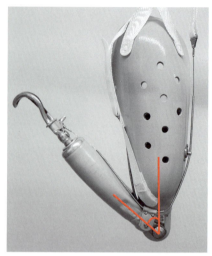
図3-49 肘継手の最大屈曲角

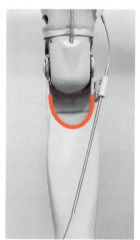
図3-50 前腕部のトリミングライン

## 7 肘屈曲に必要な力

**目的**
肘継手の屈曲に必要な力を確認する．

**方法**
道具：バネばかり．

①肘継手をアンロックし，90°屈曲位になるように前腕部を机などに置く（図3-51）．
②ハンガーにバネばかりを取り付け，ハーネスの方向に引く（図3-52）．
　この時，能動フックが開くようなら，力源ゴムを追加し，開かないようにしておく．
③肘継手が動き始めた時の数値を読む．

**基準・標準**
・肘継手が動き始めた時の数値が，4.5 kg 以内である．

**異常の原因**
・リフトレバーの位置が近位すぎる．
・ベースプレートの位置が不適切．

**現象**
・手先具の種類や前腕部の重さに影響する．

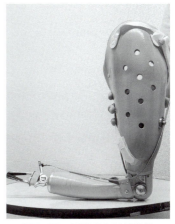

図3-51　肘継手90°屈曲位

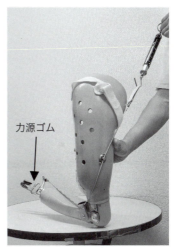

図3-52　バネばかり

## 8 肘継手の動作確認（ロック・アンロック）

**目的**

肘継手のロック・アンロック切り替え動作がスムーズに行えるか確認する．

**方法**

①肘ロックコントロールストラップを数回引っ張り，肘継手のロック・アンロック切り替え動作がスムーズであるか確認する（図3-53）．

**基準・標準**

・肘継手のロック・アンロックの切り替え動作がスムーズに行える．

**異常の原因**

・初期不良．

**現象**

・新品の時でもスムーズに行えないものがあるので，組み立てる前に確認する．

**備考**

・肘ロックコントロールストラップを固定する方法と固定しない方法がある（図3-54）．

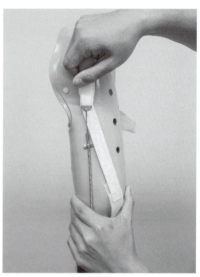

図3-53　肘継手ロック・アンロック動作

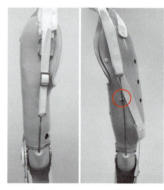

固定しない　　固定する
図3-54　肘継手ロック・アンロックケーブル

## 9 ターンテーブル

### 目的
義手を操作するにあたり，肘継手のターンテーブル（図3-55）が適切な固さで固定されているか，かつ，肘継手を手動で任意の角度に回旋できるかを確認する．

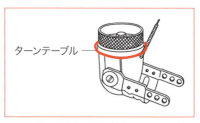

図 3-55 能動単軸肘ブロック継手とターンテーブル

### 方法
道具：バネばかり，測定用ダクロンテープ（図3-56）．

①固定性：肘継手を屈曲90°で固定し，手先具の位置で布テープなどを使用しバネばかりを取り付け，水平方向に引き，前腕部が回旋し始めた時の力を測定する（図3-57）．
②可動性：手動で前腕部を回旋させる（図3-58）．

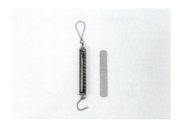

図 3-56 バネばかりと測定用ダクロンテープ

### 基準・標準
・固定力：①前腕部が回旋し始めた時の力が1kg以上ある．②コントロールケーブルを引っ張った時に回旋しない．
・可動性：手動で前腕部を回旋させることができる．

### 異常の原因
・肘継手を取り付けるためのナットの設定が適切になされていない．

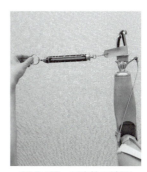

図 3-57 固定性の確認

### 現象
・肘継手のナットを固く固定すると回旋しなくなるので注意する．
・使用頻度の高い回旋可動域は，基本肢位（ソケットの進行方向と前腕部の方向が合致）を基準として，外旋は軽度・内旋は体幹に触れる程度である．
・肘継手を取り付けるためのナットの固定にはワッシャー（ベルヴィルワッシャー）を2枚使用する．このワッシャーはお椀型になっており，その組み合わせでバネ特性を変えることができる．2枚直列で使用することが多い（図3-59）．

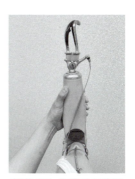

図 3-58 可動性の確認

・肘継手を取り付けるためのナットを締め付けるために，上腕支持部に穴を開ける必要がある．大きさは，幅が 40 〜 40 mm・高さは 10 〜 20 mm であり，目立たないように内側に開けることが多い（図 3-60）．

また，ナットを締めやすくするために，穴の下縁の位置は，ターンテーブルの縁から 13 mm 程度が望ましい．

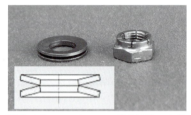

図 3-59　ワッシャーの使用方法，2 枚直列

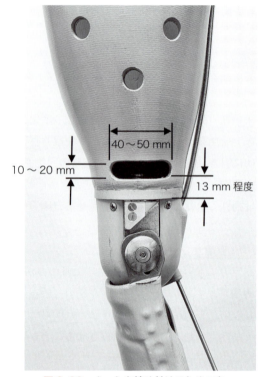

図 3-60　ナットを締め付けるための穴

## 10 ハーネスの腋窩パッド

### 目的
ハーネスに，腋窩パッドが適切な位置と長さ（大きさ）で取り付けられているか確認する．

### 方法
①腋窩パッドが適切な位置に取り付けられているか確認する（図3-61）．
②腋窩パッドが適切な長さで取り付けられているか確認する（図3-62）．

### 基準・標準
・腋窩パッドが腋窩の位置に取り付けられている．
・腋窩パッドが非切断側腋窩を覆う長さでできている．

### 異常の原因
・仮合わせでの設定不良．

### 現象
・腋窩パッドの幅が小さい時や適切な位置からズレがあるときは，切断者の痛みや能動義手の操作不良の原因になる．

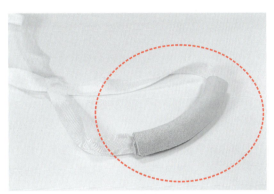

図3-61　腋窩パッド

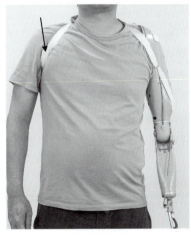

(a) 前方

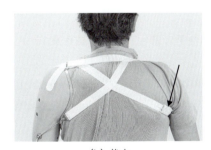

(b) 後方
図3-62　腋窩パッド

## 11 義手の長さ

### 目的
義手長が切断者の上肢長として適切であるか確認する．

### 方法
道具：テープメジャー（図 3-63），定規．

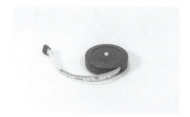

図 3-63 テープメジャー

① 上腕肘継手長（ソケットの肩峰〜肘継手軸）（図 3-64）と，前腕手先具長（肘継手軸〜能動フックの指こうわん曲部先端）（図 3-65）を測定する．
② 非切断側の上肢長（肩峰〜上腕骨外側上顆〜母指先端）と比較する．

### 基準・標準
・設定通りの義手長である．
・標準的には，上腕肘継手長が非切断側の肩峰〜上腕骨外側上顆の長さ，手先具前腕長が非切断側の上腕骨外側上顆〜母指先端の長さである．

### 異常の原因
・初期設定不良．
・仮合わせでの確認が不十分．

### 備考
・操作性を考慮し，義手の長さを 10 〜 20 mm 程度短くすることも許容される．
・断端の状況により，ソケットの形状や肘継手（能動単軸肘ブロック継手）を組み込む関係で上腕肘継手長が長くなることもある．

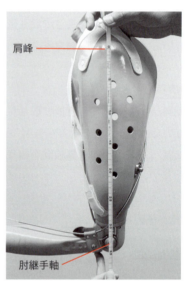

図 3-64 上腕肘継手長

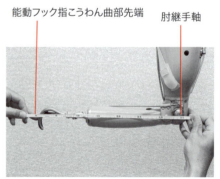

図 3-65 前腕手先具長

## 12 義手の重さ

**目的**
表 3-2 義手標準構成 1,000 ～ 1,100 g との比較を行う．

**方法**
道具：はかり（図 3-66）．

①能動義手の重さを量り，標準構成との比較を行う．

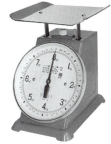

図 3-66　はかり

**基準・標準**
- 標準構成との比較を行う．
- 義手の重さに関する明確な基準は定められていないが，標準構成に比べ著しく重くならないことが望ましい．

**備考**
- ソケットや支持部のサイズ・厚みなどにより重さは変動する．
- 標準構成よりも重いことが直ちに異常であるわけではない．
- 再製作の場合は，既存の義手と比較する．

表 3-2　義手標準構成

| 名　称 | 型　式 | 想定部品・条件 |
|---|---|---|
| 手先具 | 能動フック | Hosmer 5XA（Fillauer） |
| 力源ゴム | ― | 1.5 kg（1 ～ 2 枚程度） |
| 手継手 | 面摩擦式 | Economy Friction Wrist / WE-500（Fillauer） |
| 肘継手 | 能動単軸ブロック式 | E-200（Fillauer） |
| プーリー | ― | なし |
| ハーネス | 8字ハーネス | 複式コントロールケーブルシステム |

※　上腕支持部の進行方向と前腕支持部の向きを揃える

第3章 | 上腕義手の適合検査

# 上腕義手の装着適合検査

## ■ 上腕義手の装着適合検査とは

　上腕義手装着適合検査の目的は，切断者が義手を装着した際の，断端とソケットの適合状態を評価すること，および身体と義手構成部品との相対的位置関係を評価し，切断者が適切に操作できる義手であるか確認することである．

　前章（p80〜103）で述べたように，義手本体については，仕様通り完成していること，部品自体が円滑に可動すること，適切なトリミングや部品の固定により安全性が確保されていることなどが求められる．一方，上腕義手はソケット，ハーネスを介して切断者に装着されるため，義手自体は適切に製作されていたとしても，断端とソケットの適合や，切断者と構成部品との相対的位置関係が適切でなければ，手先具や肘継手を十分に操作することはできない．この「身体―義手インターフェース」であるソケット，ハーネスに加え，コントロールケーブルシステムの設定には高度な技術と豊富な経験が必要となる．
　しかし，他の義肢装具と比べて上肢切断の症例数は少ないため，義手製作者の技量や経験の差は大きく，製品の完成度も異なるという現状がある．そのため本検査では，義手製作の経験値に関わらず円滑な手先具および肘継手の操作を行える上腕能動義手を提供するために，構成部品の設定基準やトラブルシューティングを具体的かつ明確に示すとともに，製作者の技量や経験不足を補完するような内容となっている．
　本検査の後に行われる義手操作適合検査では，ソケット適合や義手の構成部品の配置が適切であることが前提となる．本検査は，ソケット適合や構成部品の配置などについて評価を行い，次の義手操作適合検査に向けて円滑な手先具および肘継手の操作を行える状態であることを確認するものである．また，製作経験の浅い義肢装具士にとっては，検査項目を十分に理解することで構成部品の役割理解や調整方法の習得に繋がり，更には使用時の不具合予測や対応力の向上に貢献するものと考える．
　検査項目は，基本となる上腕能動義手の構成に基づいている．また，上腕切断標準断端の上腕義手を製作するうえで使用頻度が高い部品での構成となっている．この構成と異なった部品を使用しても，検査の内容については同様である．

　本検査の各項目における概要は以下の通りである．
①断端の収納状況
　義手を装着して適合検査を実施できるソケット適合状態であるか．

### ②ソケットの適合

義手操作時を想定した力を加え，断端とソケットのずれや断端の痛みがないか．

### ③ハーネス

ハーネスクロス位置やストラップ走路は適切であるか．義手を適切に懸垂できているか．

### ④義手の長さ

非切断側と比較し，設定通りの義手長であるか．

### ⑤コントロールケーブルシステム

ケーブル走路は局所的なわん曲などがなく，自然な走行になっているか．ケーブルハウジングが手先具や肘継手の動きを阻害しないか．

以上のことを確認したうえで，次の段階で行われる上腕義手操作適合検査に進む．

## 上腕能動義手の構成と名称

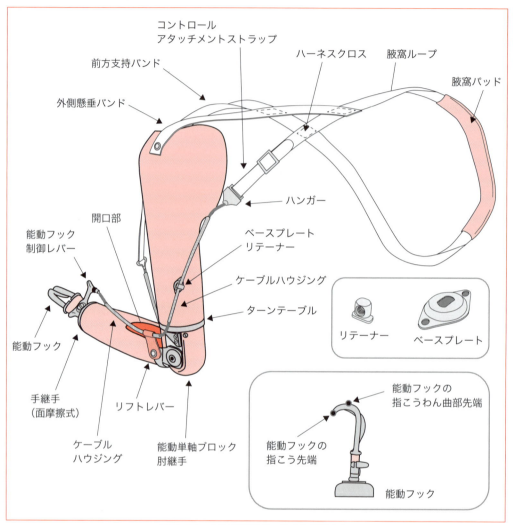

図 3-67　上腕能動義手の構成と部品名称

表 3-3　義手標準構成

| 名　称 | 型　式 | 想定部品・条件 |
|---|---|---|
| 手先具 | 能動フック | Hosmer 5XA（Fillauer） |
| 力源ゴム | — | 1.5 kg（1～2枚程度） |
| 手継手 | 面摩擦式 | Economy Friction Wrist / WE-500（Fillauer） |
| 肘継手 | 能動単軸ブロック式 | E-200（Fillauer） |
| プーリー | — | なし |
| ハーネス | 8字ハーネス | 複式コントロールケーブルシステム |

※　上腕支持部の進行方向と前腕支持部の向きを揃える

## 1 断端の収納状況

**目的**

義手を装着して，適合検査を実施できるソケット適合状態であるか確認する．

**方法**

① 切断者に義手を装着してもらい，肘継手は伸展位で固定する．
② 開口部周辺の軟部組織の状態を観察し，きつさやゆるさがないか目視と触知で確認する．
③ ソケットのトリミングラインが身体に食い込んでいないか確認する．
④ 過大な肩関節外転位で装着されていないか目視で確認する．
⑤ ソケット腋窩部に軟部組織が膨隆していないか目視と触知で確認する（図3-68）．
⑥ 検査者が側方よりソケットを内外旋方向に動かして，回旋の動きを確認する．
⑦ きつさやゆるさ，痛みがないか切断者への聴き取りを行う．

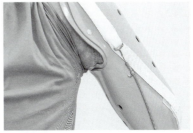
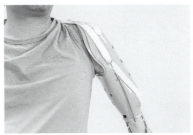

図3-68 軟部組織の膨隆の確認

**基準・標準**

- きつさ，ゆるさ，痛み，腋窩部軟部組織の膨隆がない（図3-69）．
- ソケット外側上縁に隙間がない．
- ソケットが過度に回旋しない．

**異常の原因**

- ソケットがきつい，もしくはゆるい．
- ソケット内壁の形状不良．
- 過度な外転位で採型した．
- ソケット内壁が低すぎる．
- 水平面におけるソケット前壁と後壁の開き角度が大きすぎる．

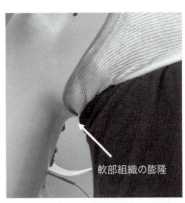

図3-69 内側（腋窩付近）の軟部組織の膨隆
ソケットのきつさや形状不良などがある場合，内側の軟部組織がソケット内に適切に収納されない．

**現象**

- ソケットがきつすぎる場合や，ソケット内壁形状が不適切な場合，ソケットに軟部組織が十

第3章　上腕義手の適合検査

分収納されず，腋窩に膨隆する（図 3-69）.

・過度な肩関節外転位で採型した場合，ソケット外側上縁に隙間ができる．または，過剰な肩関節外転位で義手が装着される.

・ソケット内壁が低すぎる場合には，過剰な肩関節外転位で義手が装着される.

・水平面におけるソケット前壁と後壁の開き角度が大きすぎて支持が不足している場合，ソケットが過度に回旋する.

## 2 ソケットの適合

### 目的
義手操作時を想定した力を加え，断端とソケットのずれや断端の痛みがないか確認する．

### 方法
①切断者自身に肩関節を動かしてもらい，断端とソケットのずれや断端に痛みがないか聴き取る．
②肘継手90°屈曲位とし，検査者は義手上腕部と前腕部を両手で保持する．切断者に肩関節屈曲（図3-70），伸展，外転（図3-71），断端をソケットへ挿入する方向（図3-72）に断端を動かしてもらい，検査者は義手上腕部が動かないように保持する．断端に痛みがないかを聴き取る．
③検査者は肘継手90°屈曲位に固定したまま，肩関節屈曲，伸展，外転，断端がソケットに収納される方向の上向きに義手上腕部を動かし，切断者は断端が動かないように保持する．断端に痛みがないかを聴き取る．

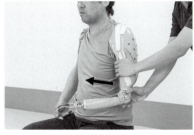

図3-70 肩関節屈曲方向

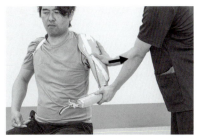

図3-71 肩関節外転方向

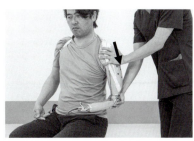

図3-72 ソケット挿入方向（下方向）

### 基準・標準
・加えた力によりソケットがずれない．痛みを生じない．
・義手を外した時，断端に発赤などの皮膚異常がない．

### 異常の原因
・ソケットがゆるい，もしくはきつい．
・ソケット内壁が低い．
・チャネルの形状不良．
・断端とソケットの形状が一致していない．
・骨端部や骨突起部の盛り修正が不十分である．

### 現象
・ソケットがゆるい場合，骨端部とソケットが接触し痛みを生じる．ソケット内壁が腋窩部に接触する．
・ソケット内壁が低い場合，骨端部とソケットが接触し痛みを生じる．

第 3 章　上腕義手の適合検査

・チャネルの形状が適切でない場合，ソケット内壁が腋窩部に接触する．
・断端とソケットの形状が一致していない場合，部分的な圧迫や断端が適切な位置でソケット
　に収納されないなどの問題が生じる．

**備考**

・上腕骨頭（小結節）の盛り修正が不十分な場合，肘継手のロック操作時に肩関節を伸展する
　と痛みを生じることがある．

# 3 ハーネス

## 3-1 ハーネスクロスの位置

**目的**

ハーネス設定の基準となるハーネスクロスの位置を確認する．

**方法**

道具：テープメジャー，定規．

①切断者に，立位で両上肢を下垂した状態で，自然な姿勢をとってもらう．
②後方から非切断側の肩甲骨上部を押さえ，ハーネスクロス側方に母指を掛けて切断側に水平方向へ力を加えてハーネスクロスの位置を確認する（図3-73）．

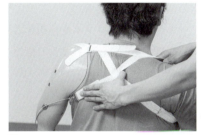

図3-73 ハーネスクロスの位置の確認方法

**基準・標準**

・第7頸椎棘突起（C7）より70～100 mm下方，10～15 mm非切断側寄りである（図3-74）．

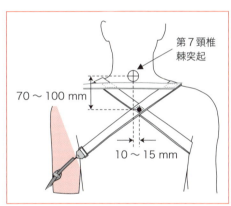

図3-74 ハーネスクロスの位置

**異常の原因**

・ハーネス（腋窩ループ）が適切に装着されていない．
・腋窩ループの大きさが適切でない．
・前方支持バンドの走路が三角筋胸筋溝を通っていない．
・コントロールアタッチメントストラップが所定の走路（p113参照）を通っていない．

**現象**

・腋窩ループ後面下部（広背筋チャネル部）にゆるみがあるなど，腋窩ループが身体に密着していない場合，ハーネスクロスが非切断側へ過剰に移動する．
・腋窩ループが大きすぎる場合，基準よりハーネスクロスが切断側に位置する．
・腋窩ループが小さすぎる場合，基準よりハーネスクロスが非切断側に位置する．

**備考**

・両側上腕切断の場合はC7より70～100 mm下方で，左右方向の位置は中央となる．

- ハーネスクロスの位置は前方支持バンドやコントロールケーブルシステムの走路に影響する．
- ハーネスクロスは，クロスポイントともよばれる．
- ハーネスクロスは縫製で製作する場合とノースウエスタンリングを使用する場合があるが，判定の基準は同様である．
- ノースウエスタンリングを使用する場合には，身体に対する向きに注意する（図3-75）．

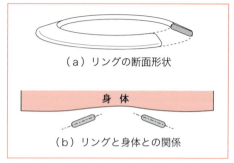

図3-75　**ノースウエスタンリング**

## 3-2 コントロールアタッチメントストラップの走路

**目的**

コントロールアタッチメントストラップの走路が適切であるか確認する．

**方法**

①切断者に，立位で両上肢を下垂した状態で自然な姿勢をとってもらう．
②後方からコントロールアタッチメントストラップの走路と肩甲骨との相対的位置関係を確認する．

**基準・標準**

・肩甲骨の下方1/2〜1/3の間を走行する（図3-76）．

**異常の原因**

・ハーネスクロスの位置不良
・リテーナー（ベースプレート）の位置不良
・ハーネスクロスの角度が大きい，もしくは小さい．

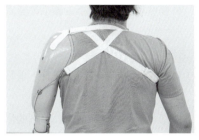
（a）実際の例

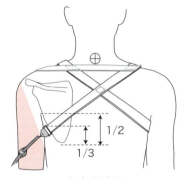
（b）概略図

図3-76 **コントロールアタッチメントストラップの走路**

**備考**

・コントロールアタッチメントストラップの走路により影響を受ける項目を以下に示す．
1. 手先具の操作効率が変化する．
　①コントロールアタッチメントストラップの走路が過度に上方の場合，手先具を開くための肩関節・肩甲帯の運動は増大する．
　②コントロールアタッチメントストラップの走路が過度に下方の場合，少ない肩関節・肩甲帯の運動で手先具を開くことができるが，上着の腋窩部分がケーブルと干渉するなどの不具合が生じる．
2. 肩関節の可動域が変化する．
　①コントロールアタッチメントストラップの走路が過度に上方の場合，肩関節の可動域は増大する．
　②コントロールアタッチメントストラップの走路が過度に下方の場合，肩関節の可動域は減少する．

・手先具操作とハーネスによる拘束感は相反する．コントロールアタッチメントストラップを短くすると手先具操作はしやすくなるが，拘束感が増す．

## 3-3 外側懸垂バンドの懸垂状況

**目的**
外側懸垂バンドによる義手の懸垂状態を確認する．

**方法**
①切断者に，立位で両上肢を下垂した状態で自然な姿勢をとってもらう．
②肩部と義手（上腕部）の相対的位置関係を目視で確認する．
③外側懸垂バンドの走路を外側と後方から目視で確認する（図 3-77）．

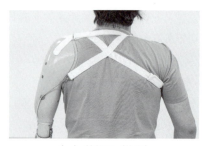
（a）前額面（後方）

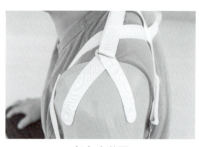
（b）矢状面
図 3-77 外側懸垂バンドの走路

**基準・標準**
・断端がソケットに適切に収納された状態で義手を懸垂できている．

**異常の原因**
・外側懸垂バンドの長さや張力が適切でない．
・外側懸垂バンドの走路が適切でない．
・ソケットへの取り付け位置が適切でない．

**現象**
・外側懸垂バンドの張力による懸垂が強すぎる場合，義手が肩関節外転位で懸垂される．
・外側懸垂バンドが長すぎて懸垂が不十分な場合，義手が断端に対して内転位となり手先具が身体に当たる．
・走路が両肩峰と C7 下部を結んだラインでない場合，もしくはソケットへの取り付け位置がソケット外側面の中央でない場合には義手が回旋する．

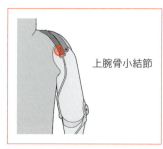
図 3-78 取り付け位置（前額面）

**備考**
■ Y ストラップタイプ
・形状の異なるものに Y ストラップタイプがある．
・前壁と後壁に取り付けて懸垂を行う．
・取り付け位置：義手は重みにより内転方向にズレるが，上腕骨頭（上腕骨小結節／肩関節内転・外転の回転中心）より外側に取り付けることで，外転方向に懸垂することができる（図 3-78）．
・前壁と後壁の取り付け位置は，中心から均等になるようにする（図 3-79）．

■1本タイプ（図3-80）
・ソケットへの取り付け位置はソケット外側面の中央とする．
・取り付け位置が外側面の中央でない場合，義手が回旋することがある．

■3本タイプ（図3-81）
・1本タイプの外側懸垂バンドに帯ゴム地のバンドを追加したもので，前壁および後壁に取り付けて懸垂の補助を行う．

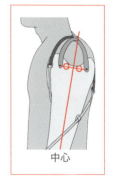

図3-79　取り付け位置　矢状面

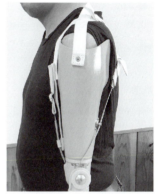

図3-80　1本タイプ

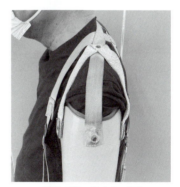

図3-81　3本タイプ

## 3-4 肘ロックコントロールストラップの長さ

### 目的
肘ロックコントロールストラップの長さと走行が適切であるか確認する．

### 方法
①切断者に，立位で両上肢を下垂した状態で自然な姿勢をとってもらう．
②検査者がストラップを手で引いて操作できるかを確認する（図3-82）．
③切断者に肩関節を伸展させてロック・アンロック操作を行う（図3-83）．

### 基準・標準
・肘継手のロック機構が正しく切り替わって操作できる．

### 異常の原因
・ストラップの走行不良．
・ストラップの長さ調整不良．

### 現象
・前方支持バンドが三角筋胸筋溝よりも外側に位置している場合，肘継手のロック操作が困難になる．
・ストラップが長い場合，切断者によるロック操作が困難になる．
・ストラップが短い場合，ロック機構が正しく切り替わらない．

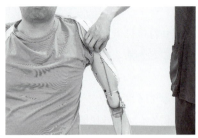
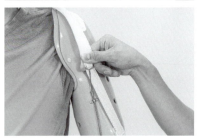

図3-82　検査者による確認

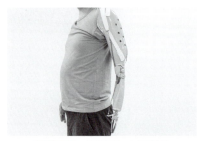

図3-83　切断者による確認

## 3-5 ハーネスのゆとり

### 目的
過度の圧迫感や拘束感がなく，ハーネスを装着できているか確認する．

### 方法
①切断者に，立位で両上肢を下垂した状態で自然な姿勢をとってもらう．
②後方や前方から各部のハーネス装着状況を確認する．

### 基準・標準
・身体とハーネスの間に指1本が入る程度のゆとりがある（図3-84）．

### 異常の原因
・外側懸垂バンドが短すぎる，または長すぎる．
・コントロールアタッチメントストラップが短すぎる，または長すぎる．

### 備考
・ハーネス全体がきつい場合，上肢・肩甲帯の運動が制限されケーブルを引きづらくなる．
・ハーネス全体がゆるすぎる場合，義手本体の懸垂不良やケーブルの引きづらさにつながる．
・基準を満たさない場合は，ハーネスクロスの位置，外側懸垂バンドによる懸垂状況，コントロールアタッチメントストラップの長さなどを再度見直す．

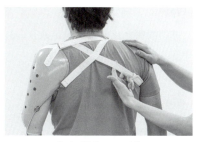
（a）腋窩ループ①

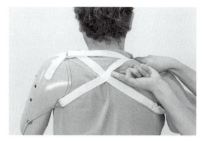
（b）腋窩ループ②

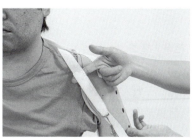
（c）前方支持バンド
図3-84 ハーネスのゆとり

## 4 義手の長さ

**目的**

非切断側と比較し，設定通りの義手長であるか確認する．

**方法**

道具：テープメジャー．

①切断者に，立位で両上肢を下垂した状態で自然な姿勢をとってもらう．
②前方から非切断側の母指先端と能動フックの指こうわん曲部先端の位置（床面からの高さ）を比較する．
③肘継手 90°屈曲位，肘関節 90°屈曲位にする．
④後方から非切断側の上腕骨外側上顆と肘継手軸の位置（床面からの高さ）を比較する．
⑤前上方から非切断側の母指先端と能動フック指こうわん曲部先端の位置を比較する．

**基準・標準**

・両上肢下垂時に非切断側の母指先端と能動フックの指こうわん曲部先端が同じ位置である（図 3-85）．
・肘継手 90°屈曲位で上腕骨外側上顆と肘継手軸が同じ位置である（図 3-86）．
・肘継手 90°屈曲位で母指先端と能動フックの指こうわん曲部先端が同じ位置である（図 3-87）．

**異常の原因**

・義手本体の懸垂が不適切．

**備考**

・肘継手の初期屈曲角により若干短く見える場合がある．
・操作性を考慮し，義手の長さを 10 ～ 20 mm 程度短くすることも許容される．
・装着した状態で，体幹側屈などの姿勢異常が生じていないか確認する．

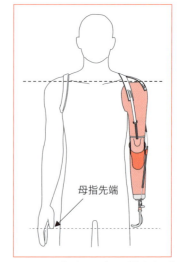

図 3-85 義手長の確認（前方より）

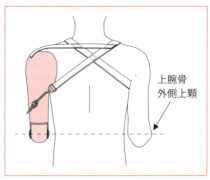

図 3-86 肘継手軸の位置（後方より）

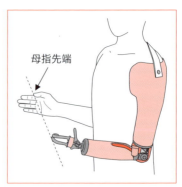

図 3-87 指こうわん曲部先端の位置

# 3 上腕義手の装着適合検査

## 5 コントロールケーブルシステム

### 5-1 ベースプレートの位置

**目的**

ケーブルハウジングの走路を決定するベースプレートの取り付け位置を確認する．

**方法**

①切断者に，立位で肘継手90°屈曲位をとってもらう．
②能動フックの制御レバーを内向きと上向きの中間（45°）にする．
③検査者はケーブルを軽く引き，手先具が開かない程度の張力をかける．
④ケーブルハウジングがリテーナー部分で局所的に過度にわん曲していないか確認する．

**基準・標準**

・ベースプレートが肩峰〜肘継手軸の中間付近の高さで，後外側面に位置している（図3-88）．
・ハーネスからリフトレバーへのケーブルの走路が局所的に過度にわん曲していない．

**異常の原因**

・ベースプレートの取り付け位置不良．

**備考**

・取り付け位置が過度に上方の場合，手先具と肘継手を操作するために必要な肩関節・肩甲帯の運動は増大し，操作効率は低下する．一方，ハーネスやケーブルによる拘束を受けにくく，肩関節の可動域は増大する．
・取り付け位置が過度に下方の場合，少ない肩関節・肩甲帯の運動で手先具と肘継手を操作することができる．一方，ハーネスやケーブルによる拘束が強くなり，肩関節の可動域が制限され

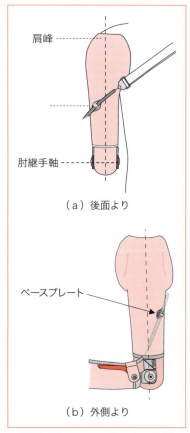

図3-88　ベースプレートの位置

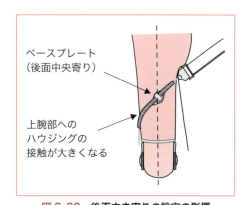

図3-89　後面中央寄りの設定の影響
ケーブルを引くと上腕部とハウジングと接触が大きくなり抵抗が大きくなる．

119

第3章　上腕義手の適合検査

る.

・ベースプレートを取り付ける高さの目安は，標準断端以上では，肩峰〜肘継手軸間の中間の高さであるが，短断端では断端末の高さで，後外側面に位置している.

・ベースプレートが後面中央寄りに位置する場合，上腕部へのケーブルハウジングの接触が大きくなる（図3-89）．また，コントロールアタッチメントストラップからコントロールケーブルシステムへの走路が自然な走行にならない.

## 5-2A ケーブルハウジングの長さ　前腕ケーブルハウジング：遠位端

### 目的
切断者が義手を装着した状態で，手先具を全開できるか確認する．

### 方法
①肘継手90°屈曲位とする．
②能動フックの制御レバーを上向きとする．
③検査者がケーブルを引いて能動フックを全開にする．
④ボールターミナルとケーブルハウジングが接触しないことを確認する．

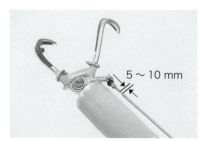

図 3-90　ボールターミナルとケーブルハウジングのクリアランス

### 基準・標準
・能動フックの制御レバーが上向きで能動フックを全開した時に，ボールターミナルとケーブルハウジングが接触していない．

### 異常の原因
・リフトレバーより遠位のケーブルハウジングが長い．

### 現象
・能動フックを全開しようとしてもボールターミナルとケーブルハウジングが接触して全開できない．

### 備考
・能動フックの制御レバーが上向きで，能動フックを全開した時に，ボールターミナルとケーブルハウジングのクリアランスを5～10 mm 確保する（図 3-90）．
・手先具交換式では，ボールターミナルの位置が通常より近位に位置するため，ケーブルハウジングの長さを短く設定する必要がある．

## 5-2B　ケーブルハウジングの長さ　上腕ケーブルハウジング：近位端

**目的**

切断者が義手を装着した状態で，ケーブルハウジングとハンガーが接触しないことを確認する．

**方法**

①肘継手完全伸展位とする．
②肘継手を伸展位でロックする．
③能動フックの制御レバーを内向きとする．
④検査者はケーブルを軽く引き，手先具が開かない程度の張力をかける．
⑤ハンガーとケーブルハウジングが接触しないことを確認する．

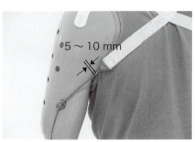

図 3-91　ハンガーとケーブルハウジングのクリアランス

**基準・標準**

・能動フックの制御レバーを内向きにした時に，ハンガーと上腕部ケーブルハウジング近位端が接触しない．

**異常の原因**

・ケーブルが短い．
・ケーブルハウジングが長い．

**現象**

・能動フックの制御レバーを内向きにしようとするとハンガーとケーブルハウジングが接触する．
・能動フックの回旋（回内方向）の制限が生じる．
・回旋制限を超えて能動フックの制御レバーを内向きにした場合，肘継手ロック時では能動フックが開き，肘継手フリー時では肘継手が屈曲する．
・肘継手のターンテーブルの内旋の制限が生じる．

**備考**

・能動フックの制御レバーを内向きにした時に，ハンガーとケーブルハウジングのクリアランスを 5～10 mm 程度確保する（図 3-91）．
・会陰付近で手先具操作を行う際に，ハンガーとケーブルハウジングが接触しないことも確認する．

## 5-3 ハンガーの位置

**目的**
義手操作時に身体へのケーブルの接触が最小限になることを確認する．

**方法**
肘継手伸展位，能動フックの制御レバーを内向きにした状態で，ハンガーの位置を目視で確認する．

**基準・標準**
・腋窩付近に位置している（図3-92, 93）．

**異常の原因**
・ケーブルの長さが不適切．

**現象**
・ケーブルが長い場合，手先具や肘継手を操作した際にケーブルが身体（肩甲骨下角部外側）に接触し食い込む．ケーブルが接触して肌着や衣服を傷める．
・ケーブルが短い場合，ハンガーが義手本体に接触し本体表面を傷める．

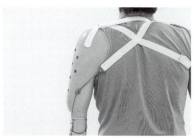

図3-92　ハンガーの位置

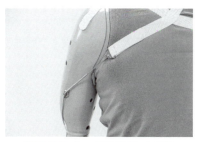

図3-93　ケーブルを引いた状態
ハンガーが腋窩付近に設定された状況でケーブルを引いた場合，身体へのケーブルの食い込みは少なくなる．

## 5-4 コントロールケーブルシステムの走路

### 目的
複式コントロールケーブルシステムが円滑に機能するよう，全体の走路において局所的で過度なわん曲がないか確認する．

### 方法
① 肘継手を伸展位とする．
② 能動フック制御レバーを内向きと上向きの中間（45°）とする．
③ コントロールアタッチメントストラップから能動フックの制御レバーへのケーブル走路において，局所的で過度なわん曲がないか確認する．
④ 肘継手最大屈曲位，および肘継手90°屈曲位についても同様に行う．

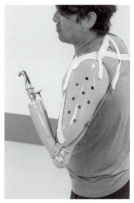

図 3-94 肘継手最大屈曲時の走路

### 基準・標準
・コントロールアタッチメントストラップから能動フックの制御レバーへのケーブル走路において，局所的に過度なわん曲がない（図 3-94〜96）．

### 異常の原因
・ベースプレートの取り付け位置不良．
・リフトレバーの取り付け位置不良．
・リフトレバーとケーブルハウジングの固定不良．
・リフトレバーが肘継手の屈伸に応じて回転せず，動かない．
・肘継手屈曲位において，前腕部と上腕部ケーブルハウジングのクリアランスが適切でない．

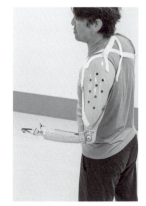

図 3-95 肘継手90°屈曲位の走路

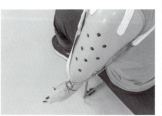

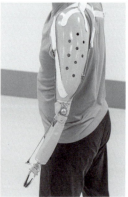

図 3-96 肘継手伸展時の走路

第3章 | 上腕義手の適合検査

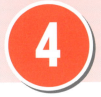

# 上腕義手の操作適合検査

※義手操作適合検査は，義手検査および義手装着適合検査を経て実施される．
※義手操作に最低限必要な状態であるかを確認する．

## ■ 上腕義手の操作適合検査とは

　上腕義手の操作適合検査に用いる義手は，身体機能検査によって義手の装着や操作に必要な身体機能を評価された上腕切断者が，義手検査で製品として仕上がった義手を装着し，義手装着適合検査をクリアしたものである．

　上腕義手の操作適合検査の目的は，これまでの適合検査をクリアしてきた義手が「上腕切断者が適切に操作できる義手」となっているかを評価することである．最終的に，この適合検査によって適合と判定された義手は，今後の作業療法や日常生活場面での使用において，上腕切断者にとって欠かすことができないものとなる．

　上腕義手の操作適合検査は，これまでの義手適合判定検査1）の項目の中から，上腕切断者自身が能動的に義手を動かし，手先具などの操作に関わる以下の7項目で構成した．

　本検査の各項目における概要は以下の通りである．

#### ①可動域の測定
　身体機能検査と同様に，肩関節の可動域を測定する．また「肘継手の屈曲」と「肘継手の最大屈曲に要する肩関節の屈曲角度」も角度計による可動域測定であるためこのカテゴリーに含めた．

#### ②伝達効率（コントロールケーブルシステム）
　伝達効率は，検査者がバネばかりを引っ張ることで「手先具単体で開くときの力」と「ケーブルシステムを介して開くときの力」から算出する．よって，上腕切断者自身が能動的に義手を操作するという定義には反するが，上腕切断者が義手を装着したときのコントロールケーブルの走行に沿ってバネばかりを引っ張ることが重要であるため操作適合検査の項目に含めることとした．

#### ③操作効率
　操作効率は，上腕切断者が能動的に手先具を開いた時の開き幅から求めると定義し，手先具の開き幅の測定を①肘継手90°屈曲位，②口の前，③会陰部の前，の3箇所とした．操作効率は，①から③をそれぞれ「受動的な手先具単体の最大開き幅」で除して算出する．

#### ④手先具の固定性と可動性
　面摩擦式手継手は，ゴムワッシャーによる摩擦によって任意の位置まで手先具を回旋して固

125

定できる．固定性は手先具の開閉時に，可動性は手先具の向きを変える時に必要である．この可動性と固定性を「操作効率検査時の手先具の固定性」と「上腕切断者が手先具を回旋できる可動性」として検査する．

### ⑤ターンテーブルの固定性と可動性

能動単軸肘ブロック継手には肩関節回旋を代償するターンテーブルがあり，これの固定性および上腕切断者が義手前腕部の向きを変える操作（可動性）ができるかを検査する．

### ⑥懸垂力に対する安定性

これまでの検査基準における荷重は 20 kg[5] であったが，我々の経験から 20 kg という荷重量は通常想定される義手の使用状況から乖離していることから，労働基準法，および通達における重量物取り扱い業務の基準に基づいて，本委員会委員による討議を行った結果，「10 kg の重量物」を手先具で懸垂した時の安定性として検査することとした（p139 〜 140 参照)[6]．

### ⑦肘ロックコントロールストラップの適合

歩行時や肩関節外転 60° までで不随意な肘継手のロック・アンロックが起こらないかを検査する．また，肘継手のロック・アンロックを上腕切断者が操作できる状態にあるかを検査する．

―― 文　献 ――

5）日本整形外科学会・日本リハビリテーション医学会（監修)：義肢装具のチェックポイント　第 9 版．pp97-99，医学書院，2021．

6）労働基準法 年少則第 7 条，年少則第 8 条，女性則第 2 条．基発第 618 第 1 号 平成 25 年 6 月 18 日．

4 上腕義手の操作適合検査

## ■ 上腕能動義手の構成と名称

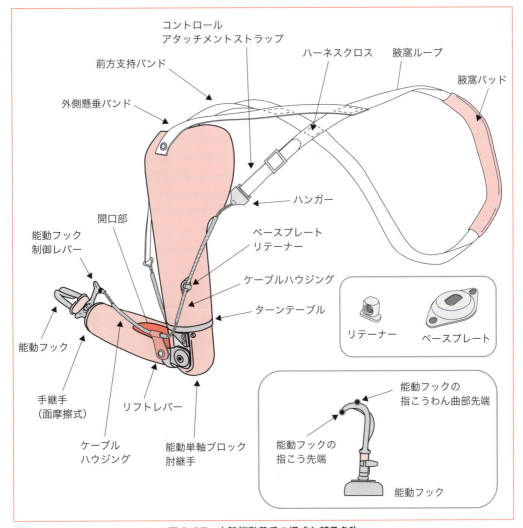

図 3-97 上腕能動義手の構成と部品名称

表 3-4 義手標準構成

| 名　称 | 型　式 | 想定部品・条件 |
|---|---|---|
| 手先具 | 能動フック | Hosmer 5XA（Fillauer） |
| 力源ゴム | — | 1.5 kg（1〜2枚程度） |
| 手継手 | 面摩擦式 | Economy Friction Wrist / WE-500（Fillauer） |
| 肘継手 | 能動単軸ブロック式 | E-200（Fillauer） |
| プーリー | — | なし |
| ハーネス | 8字ハーネス | 複式コントロールケーブルシステム |

※ 上腕支持部の進行方向と前腕支持部の向きを揃える

## 1 可動域の測定

➡動画でチェック

**目的**
　義手の装着および操作による関節可動域（可動域）制限の有無と程度を確認する．
　可動域が義手操作に最低限必要な状態であるかを確認する．

**方法**
道具：関節角度計．

概要：
・能動義手を装着し，すべて自動運動を測定する．
・義手適合検査のための身体機能検査で行った可動域測定の値を参考にして実施する．
・義手適合検査のための身体機能検査で行った可動域測定の方法（p77〜79参照）[7]に準じて実施する．
・「肘継手の能動的屈曲角度」および「肘継手の最大屈曲に要する肩関節の屈曲角度」の測定は，肩関節屈曲と肩甲骨外転の運動で行う．

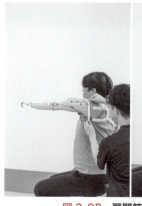
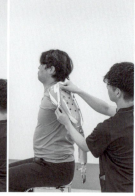
**図 3-98**　肩関節の屈曲/伸展

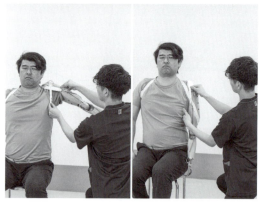
**図 3-99**　肩関節の外転/内転

1）肩関節
　（1）屈曲・伸展
①肘継手を伸展位で固定し，屈曲・伸展させる．
②屈曲・伸展角度を測定する（**図 3-98**）．

　（2）外転・内転
①肘継手を伸展位で固定し，外転・内転させる．
②外転・内転角度を測定する（**図 3-99**）．

　（3）外旋・内旋
①肘継手を 90°屈曲位で固定し，外旋・内旋させる．
②移動軸を義手前腕部中央線として，外旋・内旋角度を測定する（**図 3-100**）．

(4) 水平屈曲・水平伸展
①肘継手を伸展位で固定し，水平屈曲・水平伸展させる．
②水平屈曲・水平伸展角度を測定する（図3-101）．

2）肘継手の能動的屈曲角度
①切断者に肘継手を最大屈曲させる．
②肘継手の屈曲角度を測定する（図3-102）．

3）肘継手の最大屈曲に要する肩関節の屈曲角度
①切断者に肘継手を最大屈曲させる．
②その時の肩関節の屈曲角度を測定する（図3-103）．

> 基準・標準

1）肩関節
・肩関節屈曲：90°以上．能動フックが開いても良い．
・肩関節伸展：義手非装着時と同程度である．
・肩関節外転：90°以上．
・肩関節内転：義手非装着時と同程度である．
・肩関節外旋：義手非装着時と同程度である．
・肩関節内旋：義手非装着時と同程度である．
・肩関節水平屈曲：90°以上．能動フックが開いても良い．
・肩関節水平伸展：義手非装着時と同程度である．

※義手を装着した肩関節の可動域は，ハーネスやコントロールケーブルシステムの影響によって非装着時よりも低下する．屈曲角度での測定では，屈曲時に手先具が開くことを許容する．しかし，切断者の状態と背景によって義手操作時に必要な可動域は異なる．そのため，切断者に応じたハーネス・コントロールケーブルシステムの調整が必要である．

2）肘継手の能動的屈曲角度
・135°以上．

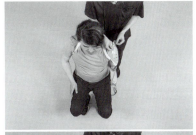
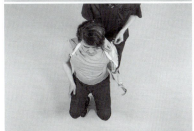
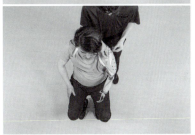

図3-100 肩関節の外旋/内旋

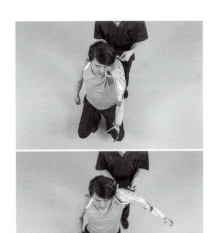

図3-101 肩関節の水平屈曲/水平伸展

3）肘継手の最大屈曲に要する肩関節の屈曲角度
・45°以内.

> **異常の原因**

1）肩関節
・肩甲帯, 肩関節の障害.

2）肘継手の能動的屈曲角度
・肩甲帯, 肩関節の障害.
・ハーネスの調整不良.
・コントロールケーブルの調整不足.
・断端とソケットの不適合.
・前腕幹部のトリミングが不適切.

3）肘継手の最大屈曲に要する肩関節の屈曲角度
・肩甲帯, 肩関節の障害.
・ハーネスの調整不良.
・コントロールケーブルの調整不足.
・断端とソケットの不適合.

> **備考**

・断端長が短い場合は基準に満たないことがある. また, 開始肢位をとることが困難な場合がある.
・ソケット上縁が肩峰を覆う場合や前壁・後壁の形状に応じて, 肩関節の可動域に影響が生じる.

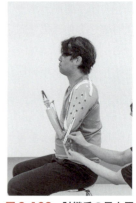

図 3-102　肘継手の最大屈曲角度の測定

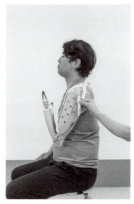

図 3-103　肘継手の最大屈曲に要する肩関節の屈曲角度

---
**文　献**

7）日本リハビリテーション医学会・日本整形外科学会・日本足の外科学会：関節可動域表示法ならびに測定法改訂について（2022 年 4 月改訂）. *Jpn J Rehabil Med* 58：1188-1200, 2021.

4 上腕義手の操作適合検査

➡動画でチェック

## 2 伝達効率（コントロールケーブルシステム）

**目的**

受動的に手先具単体を開く力と，コントロールケーブルシステムを介して手先具を開く力の測定から，ハンガーに加えた力が手先具へ伝わる効率（伝達効率）を確認する．

**方法**

道具：バネばかり，測定用バンド，測定用ケーブル，木片（12 mm×12 mm×50 mm）（図 3-104）．

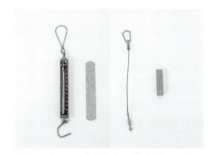

図 3-104　バネばかり，測定用バンド，測定用ケーブル，木片

概要：
- 能動フックのつまみの強さ（力源ゴムの強さ：手先具単体で引くときの力）を 1.5 kg に設定する．
- 手先具単体の開く力を測定する．
- ケーブルシステムを介して手先具を開く力を測定する．
- 手先具単体の開く力とケーブルシステムを介して手先具が開く力から，伝達効率を算出する．

1) 手先具単体で開くときの力
① コントロールケーブルのターミナルを能動フックの制御レバーよりはずし，測定用ケーブルをつける．
② 制御レバーを上向きにして指こう先端を内側に向け，指こうの先端に木片をはさむ．はさむ位置は，木片の中央よりも端に近い位置にする．
③ 肘継手 90°屈曲位で，測定用ケーブルにつけたバネばかりをコントロールケーブルの方向に引っ張り，木片が動いたときのはかりを読む（図 3-105）．
④ 3 回測定し平均値を算出する．

2) ケーブルシステムを介して開くときの力
① 測定用ケーブルを制御レバーからはずし，ターミナルを制御レバーに取り付ける．
② 制御レバーを上向きにして指こう先端を内側に向け，指こうの先端に木片をはさむ．はさむ位置は，木片の中央よりも端に近い位置にする．

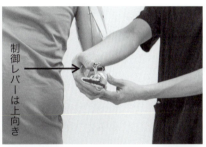

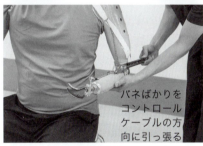

図 3-105　手先具単体で引くときの力
上：制御レバーは上向きで実施
下：バネばかりをケーブルの方向に引っ張る

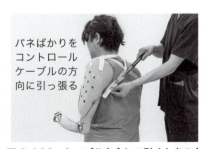

図 3-106　ケーブルを介して引くときの力

131

③肘継手90°屈曲位で，ハンガーにつけたバネばかりをハーネスの方向に引っ張り，木片が動いたときのはかりを読む（図3-106）．
④3回測定し平均値を算出する．

3) 伝達効率の計算
・伝達効率は，3回平均値を用いて算出する．
・伝達効率（%）= $\dfrac{\text{手先具単体で開くときの力}}{\text{ケーブルシステムを介して開くときの力}} \times 100$

### 基準・標準
伝達効率は70%以上でなければならない．

### 異常の原因
・ケーブルシステムの走行（リテーナーの位置など）が不適切．

### 備考
・ケーブルハウジング内にインナーライナーを用いた場合，ケーブルシステムを介して能動フックが開くときの力が改善し，伝達効率が向上する．
・ケーブル，バネばかりが切断者の体に触れないように注意する．

---

**伝達効率測定時のフックの向きについて**

UCLA義手マニュアル，NYUテキストでは，伝達効率検査時のフックの向きは，手先具をノーマルキャリィアングルに位置させるフックの指こう先端を内側（制御レバーを上向き）と記載されている．

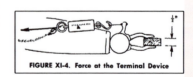

そのため，当該検査時のフックの向きは，①フックの指こう先端を内側（制御レバーを上向きにし，前腕部とケーブルシステムが干渉しない状態）で測定する．加えて，切断者の日常生活で使用頻度の高い手先具の向きである，②フックの指こう先端を下向き（制御レバーを内向き）での測定を行うこととする．

これらの設定で測定することにより，ケーブルが前腕部との干渉によって伝達効率がどの程度低下するのか，また，どの部位や構造により低下が生じているのかを適切に把握し，義手の取り扱いやケーブル交換修理のタイミングの目安にできる．

操作効率は，切断者が頻用する向きであるフックの指こう先端を下向き（制御レバーを内向き）にしても大きく低下しないようにする．

## 3 操作効率

➡動画でチェック

### 目的
受動的な手先具単体の最大開き幅と，身体各部における能動的な手先具の開き幅を測定することで，体内力源がコントロールケーブルを介して手先具へ伝わる効率（操作効率）を確認する．

### 方法
道具：定規．

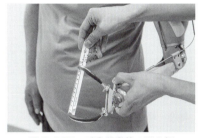

図 3-107　手先具単体の開き幅

概要：
- 能動フックのつまみの強さ（力源ゴムの強さ：手先具単体で引くときの力）を 1.5 kg に設定する．
- 開始肢位は，手先具を内側（能動フックの制御レバーを上）に向けた状態にする．
- 手先具単体の開き幅は，検査者が手先具を開いたときの最大開き幅を測定する．
- 肘継手 90°屈曲位，口の前，会陰部の前，それぞれの位置での手先具の開き幅は，切断者が能動的に手先具を開いた時の開き幅を測定する．
- 手先具単体の最大開き幅を基準として，身体各部における操作効率を算出する．

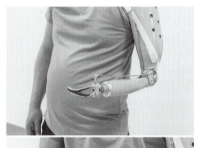

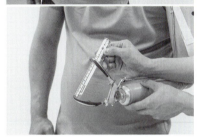

図 3-108　肘継手 90°屈曲位での手先具の開き幅

手順：
1) 手先具単体の最大開き幅
①検査者が手先具を最大に開いたときの指こう先端の距離（cm）を測定する（図 3-107）．

2) 肘継手 90°屈曲位での手先具の開き幅
①肘継手 90°屈曲位で手先具を最大に開かせる．
②指こう先端の距離（cm）を測定する（図 3-108）．

- 操作効率（％）= $\dfrac{\text{肘継手 90°屈曲位での手先具の開き幅}}{\text{手先具単体の最大開き幅}} \times 100$

3) 口の前での手先具の開き幅
①口の前の位置で手先具を最大に開かせる．
②指こう先端の距離（cm）を測定する（図 3-109）．

・操作効率（％）＝ $\dfrac{口の前での手先具の開き幅}{手先具単体の最大開き幅} \times 100$

4) 会陰部の前での手先具の開き幅
①会陰部の前の位置で手先具を最大に開かせる.
②指こう先端の距離（cm）を測定する（図3-110）.

・操作効率（％）＝ $\dfrac{会陰部の前での手先具の開き幅}{手先具単体の最大開き幅} \times 100$

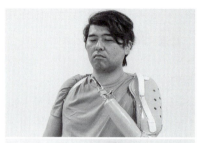
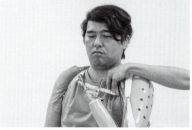

図3-109　口の前での手先具の開き幅

### 基準・標準

- 肘継手90°屈曲位での手先具の操作効率：100％
- 口の前での手先具の操作効率：50％以上でなければならない.
- 会陰部の前での手先具の操作効率：50％以上でなければならない.

### 異常の原因

- コントロールケーブルシステムの調整不良.
- ハーネスの調整不良.
- 肩甲帯，肩関節の障害.

### 備考

- コントロールケーブルの走行・たわみが影響する場合がある.
- 基準を満たさない場合は，操作訓練により基準を満たす可能性がある.
- 操作能力の習熟度が影響する場合がある.

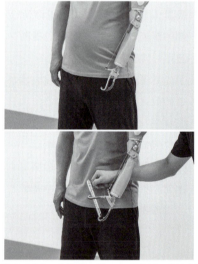

図3-110　会陰部の前での手先具の開き幅

### 開始肢位について

- 両側切断者が口や会陰部の前で手先具を操作するのは，食事・整容・排泄動作場面が多くなる.
- 口の前での手先具操作では，食事ではフォークを使用する場合，整容の歯磨き動作では歯ブラシの柄を持ち替える際に制御レバーを上向きにする.
- 会陰部の前での手先具の操作では，ズボンのファスナーを把持する際にフックの制御レバーを上向きにする.

## 4 手先具の固定性と可動性

➡動画でチェック

**目的**
　義手操作時に手先具を開大したときの手先具と手継手の固定性，および切断者が能動的に手先具の向きを変えることができるか，手継手の可動性を確認する．

**方法**
概要：
・義手操作時に手先具が不随意に回旋しないこと（固定性）を確認する．
・切断者が手先具を任意の方向に回旋できること（可動性）を確認する．

1）固定性：操作効率の検査時に，能動フックが全開大しても不随意に回旋しないことを確認する．
①肘継手90°屈曲位（図3-111）．
②口の前（図3-112）．
③会陰部（図3-113）．

2）可動性：切断者自身で手先具を任意の方向に回旋できることを確認する．
①回旋させる．
　制御レバー内向き⇔外向き（180°）（図3-114）．

**基準・標準**
・手先具の開大時に回旋しない．
・切断者が手先具を任意の方向に回旋できる．

**異常の原因**
・手継手の摩擦の過剰，または不足．
・非切断側の障害（筋力低下，関節可動域制限など）．

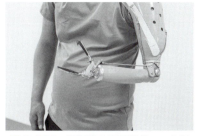
図 3-111　肘関節90°屈曲位での全開

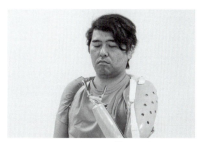
図 3-112　口の前での全開

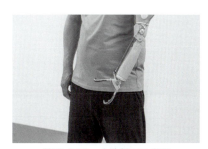
図 3-113　会陰部での全開

第 3 章　上腕義手の適合検査

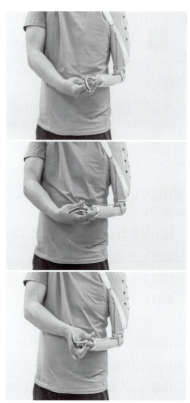

図 3-114　手先具の回旋

## 5 ターンテーブルの固定性と可動性

**目的**

肩関節の回旋を代償するターンテーブル（図3-115）の固定性，および切断者が義手前腕部の向きを変える操作（可動性）ができるかを確認する．

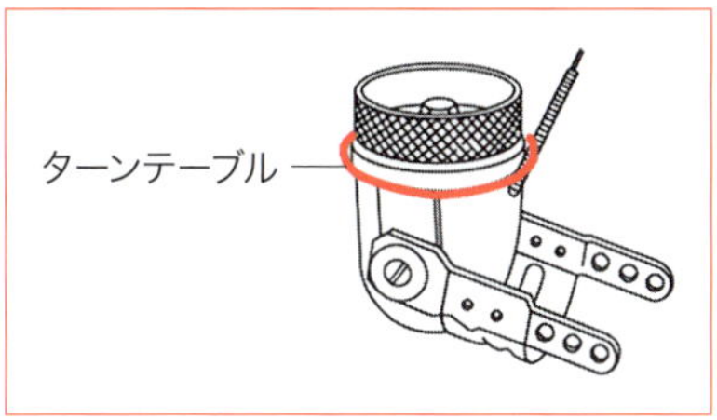

**方法**

道具：不要．

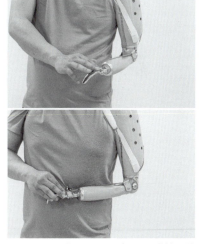

図3-115 能動単軸肘ブロック継手とターンテーブル

概要：
・義手操作時にターンテーブルが容易に回旋しないかの固定性を確認する．
・切断者がターンテーブルを任意の方向に回旋できるかを確認する．

手順：
① 肘継手を90°屈曲位で固定する．
② 非切断肢で手先具または前腕部を持ち内側（図3-116）・外側（図3-117）に動かす．

**基準・標準**

・義手操作時にターンテーブルが容易に回旋しない．
・ある程度の抵抗に抗することができ，任意に動かすことができる．

図3-116 ターンテーブルの可動性の確認（内側）

**異常の原因**

・ターンテーブルの部品の締め付け不良．
・非切断側の障害（筋力低下，関節可動域制限など）．

**備考**

・肘継手に能動単軸肘ブロック継手を使用している場合に行う．

# 第 3 章　上腕義手の適合検査

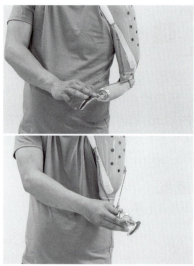

図 3-117　ターンテーブルの可動性の確認（外側）

## 6 懸垂力に対する安定性

➡動画でチェック

### 目的
能動義手で重錘（図3-118）を懸垂したときの身体と義手のずれを確認する．

### 方法
道具：10 kgの重錘，テープ（マスキングテープ・ビニールテープなど）または水性ペン．

概要：
・手先具に10 kgの重錘を懸垂させ，ソケット上縁のずれを測定する．

手順：
①肘継手を伸展位にして，ソケット上縁の位置にテープなどで印をつける（図3-119）．
②手先具に10 kgの重錘を懸垂させる．
③ソケット上縁から印までの距離(cm)を測定する（図3-120）．

### 基準・標準
・ソケット上縁からのずれが，1.0 cm 以内である．
・ハーネスが破損していない．

### 異常の原因
・ソケットの適合不良．
・ハーネスの調整不良．
・ハーネスの材質，縫製不良．

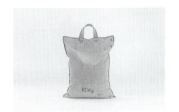

図3-118 重錘

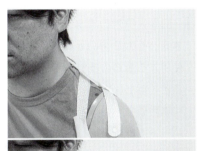

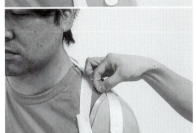

図3-119 ソケット上縁の確認

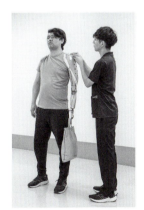

図3-120 懸垂力に対する安定性

第3章　上腕義手の適合検査

### 懸垂力に対する安定性の基準について

従来の検査基準では荷重 20 kg（UCLA ／ NYU は 50 lbs）である．

本検査における 10 kg の設定経緯について述べる：

以下の通り委員での討議を行い決定した．

労働基準法　年少則第 7 条，第 8 条，および女性則第 2 条において，年少者と女性は重量物を取り扱う作業に明確な重量制限が規定されている．一方，満 18 歳以上の男性は法令上，明確な重量制限が規定されていない．

一方，「職場における腰痛予防対策の推進について」（基発＊第 618 第 1 号　平成 25 年 6 月 18 日）によると，「満 18 歳以上の男性労働者が人力のみにより取り扱う重量は体重の概ね 40%以下となるように努めること．」との記載がある．

日本人男性の平均体重が約 60 kg 程度であり，その 40%は 24 kg．片手での作業とするとその 2 分の 1 は 12 kg となる．検査としての分かりやすさを考慮して，本検査で使用する重錘の重量を 10 kg と設定し，その際のカフ上縁のずれを 1.0 cm 以内とすることを新たな判定基準と設定した．

本委員会の委員の討議により，上記を新たな適合判定基準とすることについて，エキスパートオピニオンとして合意に至った．

---

＊基発：通達（法令の解釈や取扱いなどを上級機関から下級機関に示すもの）で，基発は労働基準局長名で発する通達のことを表している．

## 7 肘ロックコントロールストラップの適合

**目的**

歩行時などの場面で不随意な肘継手のロック・アンロックが起こらないかを確認する．また，肘継手のロック・アンロックを切断者が操作できる状態にあるか確認する．

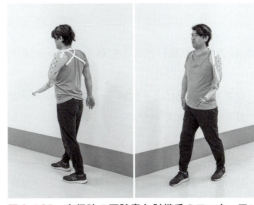

図3-121　歩行時の不随意な肘継手のロック・アンロック

**方法**

概要：
- 肘継手のロック・アンロックが不随意に起こらないか確認する．
- 切断者が肘継手のロック・アンロックを操作できる状態か確認する．

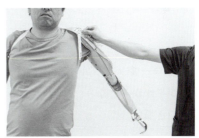

図3-122　肩関節外転60°での不随意な肘継手のロック・アンロック

1) 歩行時の不随意な肘継手のロック・アンロック
①肘継手をアンロックにする．
②腕を振るように歩行をする．
③歩行時に肘継手がロック・アンロックを繰り返さない（不随意なロック・アンロックが起こらない）かどうかを確認する（図3-121）．

2) 肩関節外転60°までの不随意な肘継手のロック・アンロック
①肘継手をアンロックにする．
②肩関節を外転させる．
③肩関節外転60°までに肘継手のロックが起こらないかどうかを確認する（図3-122）．

3) 検者の誘導操作による肘継手のロック・アンロック（図3-123）
①検査者が義手に手を添えて，切断側の肩甲骨下制と肩関節伸展を誘導介助する．
②はじめにケーブルの緩みを確認し，一度ストラップを引っ張った後，再度緩める．
③検査者の誘導により，肘継手のロック・アンロックが繰り返しできるかを確認する．

**基準・標準**

1) 歩行時の不随意な肘継手のロック・アンロック

第3章　上腕義手の適合検査

・通常歩行では肘継手はアンロック状態を維持できる.

2) 肩関節外転60°までの不随意な肘継手のロック
・肩関節60°までで不随意な肘継手のロックは起こらない.

3) 検者の誘導操作による肘継手のロック・アンロック
・検査者の誘導により肘継手のロック・アンロックが繰り返しできる.

### 異常の原因
・肘ロックコントロールケーブル, または肘ロックコントロールストラップの調整不良.
・肘継手の不良.
・肩甲帯, 肩関節の障害.

### 備考
・肘コントロールケーブルを引きっぱなしにするとロックが半がかりとなり, 次のロック・アンロック操作ができない.

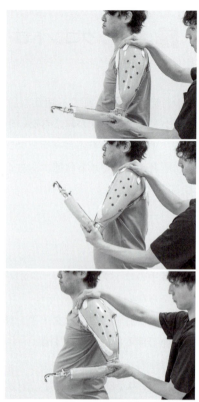

**図3-123** 検者の誘導による肘継手のロック・アンロック

# 第4章
# 能動義手の適合検査における
# エビデンス

## 第4章 能動義手の適合検査におけるエビデンス

## はじめに

　能動義手は数多くの部品で構成され，身体も含めた個々の要素が相互に影響しあうシステムである．第2章，第3章では，能動義手の適合検査における各要素の設定とその基準について説明してきた．しかし，その部品がなぜその位置にあるのか，なぜその設定値にするのか，といった基準の根拠（エビデンス）は必ずしも明確でなく，いくつかは経験則によるものもある．そのため，適合検査の基準が能動義手を操作するうえで最適条件である根拠を得る必要がある．また，能動義手の適合検査を行った結果，その基準を満たさなかった場合，どこに原因があるのかを究明し，どのようにすれば改善するかを検討する必要がある．そのためには基準の根拠に関する知見を基に，生じうる問題の解決指針を得ることが重要である．

　本章では，能動義手の適合検査を見直すにあたり，その操作効率，伝達効率などに関与する要素について基本的な特徴を明らかにすべく検証実験を行った結果を紹介する．

　検証した要素は以下の3項目である．
1. 手先具の力源ゴム
2. 上腕能動義手におけるリフトレバー
3. ケーブルとハウジング

　また，これまでに公開されている能動義手の操作効率・伝達効率に関する文献についても紹介する．

　これらの知見をもとに，各要素の最適化を図ることで，操作効率および伝達効率が向上し，使用者が使いやすい能動義手を提供することになるので参考にしていただきたい．

# 1 手先具力源ゴムの枚数とケーブル牽引力，フックの把持力

【エビデンス】
- 力源ゴムの枚数と最大牽引力は比例し，黒色ゴムでは 0.5 枚追加するごとに約 19.7％増加し，ベージュ色ゴムでは 0.5 枚追加するごとに約 22.8％増加する．
- 黒色ゴムはベージュ色ゴムよりも弾性力は小さく，小さなケーブル牽引力で手先具は開閉できるが，把持力も小さくなる．
- 適合検査ではベージュ色ゴムでは 2 枚で行うのが望ましい．

【解　説】

　手先具（フックタイプ）の把持力を調整するには，力源ゴムの枚数や種類を変える方法がある．Hosmer 5X や 5XA のフック型手先具の場合，力源ゴム（Hook Tension Band）は黒色とベージュ色があり，それぞれゴムの特性は異なる．力源ゴムの特性を把握するために，手先具に取り付ける力源ゴムの枚数を 1 枚，1.5 枚，2 枚，2.5 枚，3 枚，3.5 枚として，0.5 枚ずつ増やした際，全開大まで手先具を動作させる手先具の制御レバーに取り付けたケーブルの牽引力との関係の実験結果について述べる．

　実験は再現できるようサーボモータでケーブルを牽引し，全ての条件でモータは同じ一定回転数で動作し，ケーブルの牽引量も一様となる条件でケーブル牽引力を計測した（図 4-1）．図 4-2 は力源ゴム黒色（以下，黒色ゴム）の実験結果であり，横軸が手先具の閉じた状態を動作開始として，手先具を全開大まで開き，再び閉じるまでを 1 動作として時間で正規化した．縦軸左は牽引力［N］（1 kg＝9.8 N），縦軸右は手先具の開閉角度［deg］として開閉動作との関係を示した．黒色ゴムでは，1.0 枚では牽引力のピーク値は 19.8 N，1.5 枚では 21.9 N，2.0 枚では 36.3 N，2.5 枚では 40.9 N，3.0 枚では 54.0 N，3.5 枚では 62.8 N であり，黒色ゴムでは 0.5 枚追加するごとに約 19.7％増加した．図 4-3 は力源ゴムベージュ色（以下，ベージュ色ゴム）

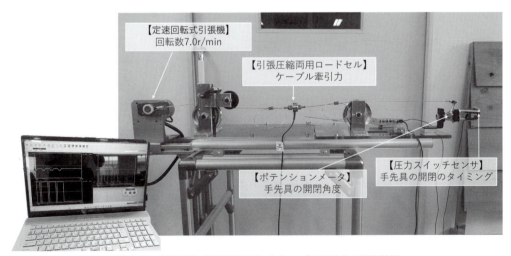

図 4-1　定速回転式引張機を用いたケーブル牽引力の計測装置

第 4 章　能動義手の適合検査におけるエビデンス

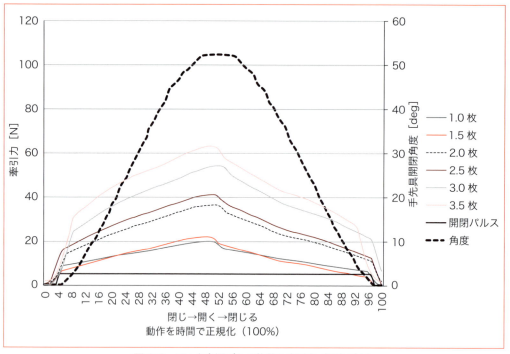

図 4-2　フック力源ゴムの枚数と牽引力（黒色ゴム）

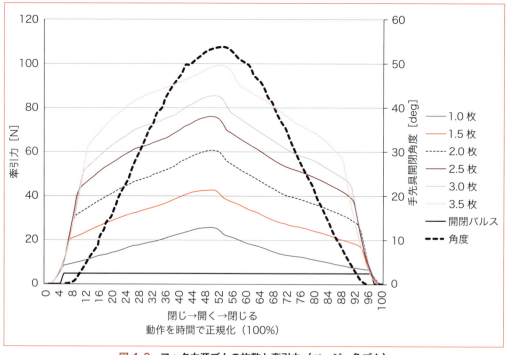

図 4-3　フック力源ゴムの枚数と牽引力（ベージュ色ゴム）

の実験結果である．1.0 枚では牽引力のピーク値は 25.8 N，1.5 枚では 42.8 N，2.0 枚では 60.7 N，2.5 枚では 75.9 N，3.0 枚では 85.4 N，3.5 枚では 99.2 N であり，ベージュ色ゴムでは 0.5 枚追

146

加するごとに約22.8%増加した．ここで，同じ手先具の開閉角度においてケーブル牽引力とゴムの弾性力はつり合いの関係から力の大きさは概ね比例関係にあるので，ゴムの枚数とケーブル牽引力のピーク値の関係は，ゴムの枚数と手先具に加わる力源ゴムの弾性力のピーク値の関係と相似性を有する．また，力源ゴムの弾性力の大きさは指こう間の把持力の大きさと比例するので，力源ゴム枚数が増えるのに応じケーブル牽引力は大きくなれば，手先具の把持力も大きくなるといえる．また，この結果より，同じ手先具に取り付けた場合，黒色ゴムはベージュ色ゴムよりも弾性力は小さく，小さなケーブル牽引力で手先具は開閉でき，把持力も小さくなる．

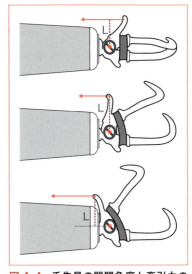

**図 4-4** 手先具の開閉角度と牽引力の関係

さらに，この実験結果は，ケーブル牽引力の変動と手先具の開閉運動（角度）との関係を示している．まず，実験条件の開閉動作は低速であることから，制御レバーを開く方向に加わるケーブル牽引力による「力のモーメント」と，指こう部を開くのに抵抗する力源ゴムの弾性力による「力のモーメント」が概ねつり合っている．「力のモーメント」は力のベクトルと回転中心から力のベクトルへの垂線の距離（モーメントアーム）により定まる量である．いま，**図 4-2, 3** の牽引力の両端では変動傾向が急峻であるが，ここでは手先具は閉じた状態であり，ケーブルが張った状態になるまでケーブル牽引力が急に増加する．ケーブル牽引力の増加傾向が変わり，線が折れたところが，「力のモーメント」のつり合いの状態が始まる部分であり，手先具が開き始めるところとなる．このあとのケーブル牽引力の変動は，手先具の開閉運動回転軸（以下，手先具回転軸）とケーブル牽引力や力源ゴムの弾性力とのベクトルの関係で説明ができる（**図 4-4**）．この実験では，ケーブル牽引力は制御レバーに水平に加わるようになっており，手先具が開き始めた状態では手先具回転軸からケーブル牽引力のベクトルまでの距離（モーメントアーム）をLとすると，Lは短い状態である．この状態から手先具が開くにつれ距離Lは長くなり，手先具の制御レバーが手先具回転軸と同じ位置すなわち手先具の開閉円弧の頂点になった時に距離Lは最大となり，全開大までLは減少する．なお，これとつり合う力源ゴムが発生する力のモーメントでは，手先具が開き始めた状態では，手先具回転軸と力源ゴムの弾性力のベクトルまでの距離が長く，弾性力はゴムの伸びが最小であるので小さい．そして，手先具の開き幅が大きくなるに伴って力源ゴムが伸ばされるためゴムの弾性力は大きくなるものの，力源ゴムの弾性力のベクトルまでの距離は小さくなる．この関係の結果，手先具が開き始めた状態から制御レバーが円弧の頂点に達するまでの間はケーブル牽引力は増加し，円弧の頂点を超え，全開大まではケーブル牽引力の増加の傾きがやや小さくなり，ケーブル牽引力は全開大でピーク値を迎える．そして全開大からの変動傾向は増加時と逆さの傾向にて減少する．なお，ゴムの枚数増加や手先具開閉角度に対するケーブル牽引力の変動傾向にはばらつきがあるが，これは力源ゴム間の摩擦力や手先具の開閉運動回転軸内の摩擦力が抵抗力となって牽引力に影響しているからであり，手先具の開閉時のケーブル牽引

第4章　能動義手の適合検査におけるエビデンス

がこの実験結果から顕著に大きくなる場合や牽引力の変動が大きく逸脱する場合は，開閉運動回転軸の破損の影響が考えられ，部品の交換修理を考えるべきである．また，手先具の開閉時のケーブル牽引力のピーク値がこの実験結果より顕著に小さくなる場合は力源ゴムの劣化が原因であると考えられ，ゴムの交換を行うべきである．義手使用者に合わせた力源ゴムの枚数調整は，使用者の身体機能や日常生活での使用状況などによって調整をする必要があり，力源ゴムの種類，枚数は本結果のピーク値を参考に設定することが望ましい．

　5XA フック型手先具では手先具の開閉運動回転軸から制御レバーの長さと指こう先端までの長さの比はおおよそ5：10である．若年成人女性の非利き手示指母指間の平均指腹ピンチ力と標準偏差を 3.5±0.8 kg（68.6±7.84 N）とすると，これに相当する指こう先端把持力には図4-2, 3 から，黒色ゴムでは 15.9 パーセンタイル値が 3.5 枚相当ゆえ 4 枚以上，ベージュ色ゴムでは 2.5 枚（15.9 パーセンタイル値 2.0 枚）となる．このことより，適合評価ではベージュ色ゴムでは 2 枚で行うのが望ましい．

## 2 上腕義手におけるリフトレバーの取り付け位置

【エビデンス】
- ■ リフトレバーの取り付け位置により牽引力と牽引量の変化に相反する特性がある．
- ■ 取り付け位置が近位に移動すると牽引力は増大し，遠位または上方に移動すると減少する．
- ■ 取り付け位置が上方または遠位に移動すると牽引量は増大し，下方または近位に移動すると減少する．

【解　説】
　上腕能動義手においてリフトレバーは，肘継手の屈曲動作におけるケーブルの走路を定め，牽引力と牽引量を調整する重要な役割を担う．リフトレバーの設定位置に応じたケーブル牽引力と牽引量の関係の実験結果について述べる．

　マニュアルで示したリフトレバーの標準的な取り付け位置を基準に，図 4-5 のように前後上下方向に 5 mm 移動させて肘継手の屈曲運動の牽引力を 15 試行計測し，牽引力の最大値の平均の結果を図 4-6 に示す．横軸は各リフトレバーの設定条件を示す．縦軸左は，肘継手が伸展した状態から最大屈曲するのに必要な牽引力の最大値を示す（棒グラフ）．縦軸右は，肘継手が伸展した状態から最大屈曲するのに必要なケーブルの牽引量を示す（折れ線グラフ）．牽引量の比較では，ケーブルが肘継手軸から遠い走路となる上方 5 mm（B）と遠位 5 mm（D）では牽引量が大きく，逆に肘継手軸に近い走路となる下方 5 mm（C），近位 5 mm（E）では牽引量が小さくなった．これらの結果より，リフトレバーの取り付け位置が標準位置より

- ● 近位に移動すると牽引力が増大し，遠位または上方に移動すると牽引力が減少する．
- ● 上方または遠位に移動すると牽引量は増大し，下方または近位に移動すると減少する．

という，リフトレバーの取り付け位置により牽引力と牽引量の変化に相反する特性があること

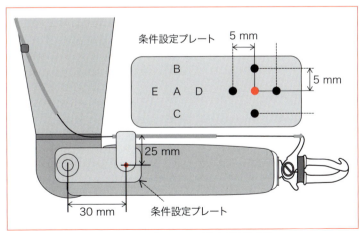

図 4-5　リフトレバーの設定位置と条件

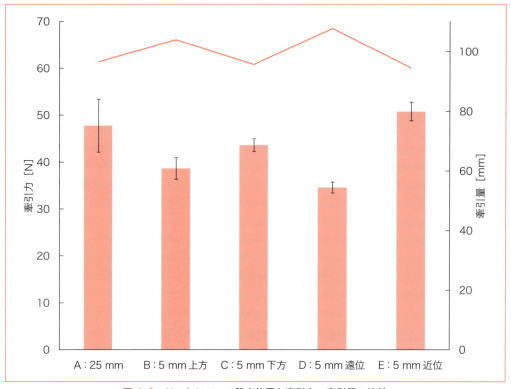

**図 4-6** リフトレバーの設定位置と牽引力・牽引量の比較

を示している．このことより，上腕義手の適合評価において，前腕部を持ち上げる牽引力が不足する場合，肘継手の最大屈曲角度が不足しない範囲で牽引力を増大するためリフトレバーの取り付け位置は上方・遠位に移動させる調整をすることとなる．一方，前腕部を持ち上げるためのケーブル牽引量が少なく，肘継手の屈曲角度が不足する場合，牽引力が前腕部を持ち上げるのに不足しない範囲で牽引量を減少させるためリフトレバーの取り付け位置は下方・近位に移動させる調整をすればよいといえる．なお，過剰な牽引量の増加は，ハーネスの緩みを生じさせ，操作性にも影響を及ぼし，過剰な牽引力の増加は手先具の開閉のタイミングに影響することからリフトレバーの取り付け位置の初期位置を標準的な取り付け位置である遠位 30 mm の位置からはじめ，現象に合わせ適宜調整し，検査することが望まれる．

## 3 ケーブル・ハウジングの種類と組み合わせによる摩擦の特性

【エビデンス】
- ハウジングが曲がった状態では，ケーブル端を牽引し張力を加えるとケーブルはハウジング内壁面と接触し，摩擦力が発生する．これがケーブル牽引力に対する抵抗力となり伝達効率に影響する．
- ハウジングとケーブル間の摩擦力を低減する Teflon ライナーや Teflon コーティングのケーブルを活用することでコントロールケーブルの操作性，再現性が向上できる．
- 肘プーリーユニットを用いると，伝達効率は肘継手屈曲角度に影響されない．

【解　説】
　能動義手のハウジングはリテーナーやクロスバーにより義手に取り付けられることでコントロールケーブルの走行路を定める．ハウジングが曲がった状態では，ケーブル端を牽引し張力を加えるとケーブルはハウジング内壁面と接触し，摩擦力が発生し，ケーブル牽引力に対する抵抗力になる．ハウジングに対しケーブルが滑り始めるまでは牽引力に応じた静止摩擦力が生じ，滑り始める直前に最大静止摩擦力に達する．そして，ケーブルが滑り始めると動摩擦力に変わり，ケーブルは静止摩擦力よりも小さな抵抗力でハウジング内壁を滑り，ケーブルが止まるまでこの状態が続く．摩擦力は一般的に，ケーブルとハウジングが接触する内壁面の点に垂直に加わる力（垂直抗力）と，ケーブルとハウジングもしくはハウジングライナーとの間の互いの表面性状などにより定まる摩擦係数との関係で定まる．また，垂直抗力はケーブルの牽引力とケーブルの曲がり角度が大きくなるにつれ増加し，摩擦係数は表面が粗くなると大きくなる．そこで，ケーブルとハウジングの組み合わせ，ならびにハウジングの曲がり具合に応じ，摩擦力がケーブル牽引力に及ぼす影響についての実験結果を述べる．この実験では牽引力の測定にはバネばかりを，被牽引力はばね定数 2.8 [N/mm] の引っ張りコイルばねの伸展長を目測で鋼尺により測定した（図 4-7）．

　コントロールケーブルのハンガー側のケーブル張力を牽引力 [N] とし，手先具側のケーブル張力を被牽引力（伝達力）[N] とする．Hosmer のステンレス製中径ケーブル（Standard, C-100, 直径 1.6 mm）とステンレス製中径ハウジング（C-100 用，内径 1.9 mm）でのケーブルの曲がり角度（巻き角）の 155 deg（肘継手屈曲角度 135 deg），100 deg（同 90 deg），70 deg（同 60 deg），50 deg（同 30 deg）における，牽引力と被牽引力の関係を図 4-8 に示す．牽引力は 4.98 N から 49.8 N まで 4.98 N 間

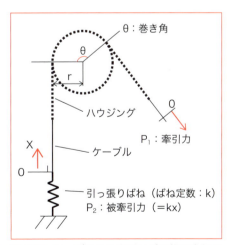

図 4-7　ケーブルとハウジングの組み合わせならびに巻き角の影響がコントロールケーブルの牽引力と被牽引力の関係に及ぼす影響の実験

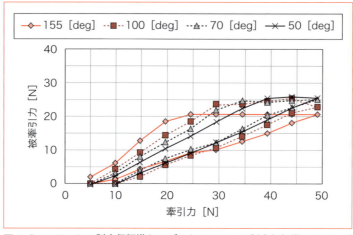

**図 4-8** ステンレス製中径標準ケーブルとステンレス製中径標準ハウジングの組み合わせにおける牽引力と被牽引力の関係（巻き角：155，100，70，50 deg 時）

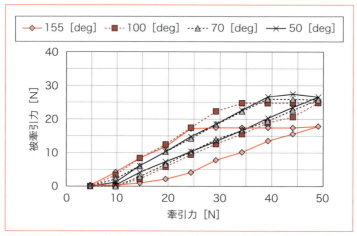

**図 4-9** ステンレス製太径ケーブルとステンレス製太径ハウジングの組み合わせにおける牽引力と被牽引力の関係（巻き角：155，100，70，50 deg 時）

隔で増やした後，4.98 N まで 4.98 N 間隔で減らした．巻き角 100 deg までは増加傾向は同じであり，巻き角 100 deg では増加傾向は緩やかになり，被牽引力は 20 N までしか増えなかった．いずれの条件でも牽引力が減少に転じてから被牽引力は一定の状態が維持された後減少し，被牽引力が一定となる牽引力の範囲は巻き角が小さいと短く，巻き角が大きくなるにつれ長くなった．この傾向はステンレス製細径（Small, C-101, 直径 1.2 mm）・太径（Heavy Duty, C-100HD, 2.4 mm）ケーブルならびにナイロンコートケーブル（Nylon Coated, C-101P, 直径 1.2 mm）とステンレス製中径ハウジングの組み合わせ，そして，中径・太径ケーブルならびにナイロンコートケーブルとステンレス製太径ハウジング（C-100HD 用，内径 4.2 mm）の組み合わせにおいて，増加傾向と最大被牽引力で差はあれど，同じ傾向を示した（図 4-9）．

牽引力－被牽引力の関係で異なる傾向を示したのは Hosmer Teflon ライナーを用いた条件

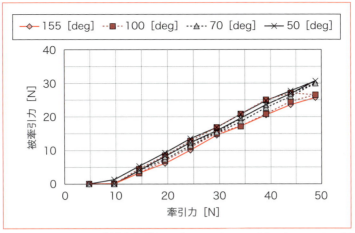

図 4-10　ステンレス製中径標準ケーブル，Teflon ライナーとステンレス製太径ハウジングの組み合わせにおける牽引力と被牽引力の関係（巻き角：155, 100, 70, 50 deg 時）

であった（図 4-10）．この条件では牽引力が減少に転じると，被牽引力が一定状態を維持する範囲はなく，増加時と同じ傾向で減少した．また，巻き角の影響は最大被牽引力に差はあったものの，いずれの条件でも増加と同じ減少傾向を示した．Teflon ライナーの有無による違いから，ケーブル牽引力−被牽引力で影響が大きいのはケーブルとハウジング間の摩擦力であり，ハウジングとケーブル間の摩擦力を低減する Teflon ライナーや Teflon コーティングのケーブルを活用することでコントロールケーブルの操作性，再現性は向上でき，手先具把持力をより精密に制御することが可能になる．

　上腕義手のコントロールケーブルの操作性改善を目的に肘継手の軸の外側に肘プーリーユニットを用いることがある．肘プーリーユニット（近畿義肢，プーリーユニット）を実験装置の屈曲部のハウジングを取り除きケーブルに取り付け，牽引力と被牽引力を測定した際の関係を図 4-11 に示す．この実験では，ケーブルはプーリーを一周しているが，他の実験結果と比較するため，牽引力と被牽引力との間の角度を巻き角として，100 deg，70 deg，50 deg の 3 条件にて測定を行った．この結果より，プーリー（滑車）を用いることで被牽引力が一定状態を維持する範囲がほぼなくなり，被牽引力が緩やかに変動する範囲と大きく変動する範囲からなる特徴となった．プーリーを用いることで，最も大きく屈曲するハウジング部はなくなることからコントロールケーブルに影響する摩擦力は抑制され，プーリーと回転軸間の摩擦による影響がより明らかになった．この結果，肘継手屈曲角度により変わる巻き角間で牽引力−被牽引力の関係に差はなく，プーリーやライナーなどを用いない場合顕著であった肘継手屈曲角度の伝達効率への影響がないかたちで操作が可能となっている．

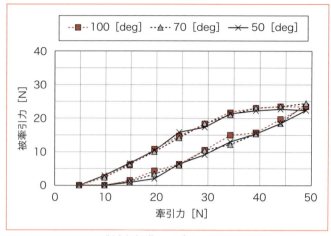

図 4-11 ステンレス製中径標準ケーブル,ステンレス製中径ハウジングと HRC プーリーの組み合わせにおける牽引力と被牽引力の関係（巻き角：155, 100, 70, 50 deg 時）

## 参考文献一覧

1) 末田統：義手の感覚装置と義手の制御能力の評価，バイオメカニズム I，171-184，（1972）．

　随意開き型能動義手は，肩にかけたハーネスでケーブルを引っ張り，切断・欠損肢の断端で義手ソケットを押し，この両者による力で手先具（能動フック）を開く．ケーブルの途中がハウジングを通る実験装置にてハーネス側のケーブル牽引力と手先具側のケーブル牽引力（伝達力）との間の伝達をハウジング部分の曲げ角度を $60, 120, 180°$ で測定すると，ハーネス側のケーブル牽引力の増加とともに手先具側のケーブル牽引力は増加するものの，そこから転じてハーネス側のケーブル牽引力を下げていくと，手先具側のケーブル牽引力は変化しない状態が続いた後，増加時とは異なる傾向で低下する非線形な力の伝達となる．この増加時と低下時で異なる特性を示す非線形性の主なものはヒステリシスである．また，このヒステリシスの幅は，ケーブルの曲げ角によって大きく変化する．

　市販の義手用ケーブルとハウジング間により生じるケーブル牽引力間のヒステリシスの測定データより，ケーブル操作における力学的な関係を考えると，力源（肩）によるハーネス側のケーブル牽引力を $F$，ケーブルの曲げ角度（巻き角）を $\phi$，手先具側のケーブル牽引力を $F'$，手先具の開き角を $\theta_A$，物体を手先具で把持している把持力のモーメントを $f_A \cdot l$，力源ゴムを一般的なばね特性（$f = k\theta$）を有すとして手先具を閉じる力のモーメントを $k(\theta_c + \theta_A) \cdot a$ とすると，手先具の操作における各々の力と角度の関係は，次式で示される．

$$F' = F - \mathcal{F}(F, \phi)$$
$$F' \cdot b = k(\theta_c + \theta_A) \cdot a - f_A \cdot l$$

ここに，$\mathcal{F}(F, \phi)$ はケーブルの非線形な力の伝達を表す関数，$b$ は手先具の制御レバー回転中心と制御レバーのケーブル端取り付け位置までの長さ，$\theta_c$ は力源ゴムを手先具に装着した位置での手先具を閉じた状態における自然長からの伸びに相当するみかけの角度である．これらの式において，まず手先具の状態は，開き角 $\theta_A$ と把持力 $f_A$，および物体を把持している点と指の回転中心までの直線距離 $l$ の3つの変数で記述される．そして，手先具を操作する肩の状態は，肩（ハーネス）でケーブルを引く力 $F$ と，それに基づくハーネス・ケーブル連結部の移動量（牽引量）の2つの変数で記述され，ケーブルの状態は肘関節・継手の屈曲角度とケーブル・ハウジングの走行路との関係で定まるケーブルの曲げ角度 $\phi$ と牽引力 $F$ の関係 $\mathcal{F}(F, \phi)$ とケーブル牽引量で記述され，この三者の状態で操作性の力学的特性が示される．

2) 首藤貴；能動義手の力学的解析と Voluntary Opening and Closing Hand（V.O.C. Hand）の開発，日本リハビリテーション医学会誌，18(6)，335-345，（1981）．

　一般に使用されている国産能動ハンド1種，輸入能動ハンド10種（VOハンド9種，VCハンド1種）に対し，ハンドのコントロールケーブルの牽引力と指尖間開大距離（Fingertip distance：FTD）と，そしてFTDの変化とピンチ力の推移を測定し，そのばね機構，および

ハウジングとケーブルの摩擦の問題について力学的解析を行った．ピンチ力測定装置は鉄製のパイプに軸受けとして3個の滑車を組み込み，外側のパイプと内側の軸棒にそれぞれ1枚の鉄板を溶接した．その2枚の板を能動ハンドに挟ませ，軸棒の牽引力とピンチ力をバネばかりで測定した．ハンドのFTDをノギスで5mm間隔に調整し，測定した．開大時および閉鎖時ともにFTDが1cm，3cm，5cmでのピンチ力は常に2種のハンドで2kgであり，牽引力に対しFTDが大きく変化し，ピンチ力の調整に不利なものが4種，ピンチ力が1kg以下のものが3種（小児用1種含む）あった．また，ピンチ力が比較的小さいのにハンド操作に要するケーブル牽引力が非常に高値を示すハンドが4種あった．

　外径4.7mm，長さ100cmのハウジングに，直径1.4mmのケーブルを通し，ハウジングでケーブルの走行を90deg，180deg，360degとそれぞれ曲げ，固定台に取り付けた．そのケーブルの一端に500〜1500gまで500g間隔で加重し，他端にバネばかりを連結し，バネばかりを介してケーブルに牽引力を加え，ケーブルがハウジングの中で滑りを生じる直前の牽引力を測定した．結果，ケーブルの曲げ角度増加に伴い牽引力は増加し，またその勾配は曲げ角度を増加に伴い大きくなることを示した．

　肩義手の操作に必要なコントロールケーブルの牽引力とピンチ力をFTDが0.5cmから0.5cm間隔で4〜5cmの範囲の関係を，閉鎖時と開大時はケーブルとカバーあり，ケーブルのみ（カバー無し），ハンド単体で調べた．ピンチ力は3kgからFTDの増加に伴い2kg弱に低下し，閉鎖時の牽引力はFTDが4.5cmでは1.5kgからFTDが0.5cmで0.6kgに緩やかに低下した．これに対し開大時はケーブルとカバーありでは6kgから15kg弱まで増加し，ケーブルのみでは4kg強から12.5kgまで一定の傾きで増加した．ハンド単体では1kg強から7.5kgまで増加し，FTDが1.5cmから2.5cmまで要する牽引力が急激に増え，それ以降の変動の幅は1.5kg以内を緩やかに増加した．

3) 北山一郎，雨森邦夫，幸幹雄，松田美穂，谷合義旦，中島咲哉，古川宏，二宮秀治郎，播英明，北野隆；能動義手の効率改善に関する研究，日本義肢装具学会誌，9(2)，216-222，(1993)．

　切断者の身体の動きを手先具や各種継手の操作に使用する能動義手において，可動範囲と力の2点をできる限り効率よく活用することが重要となる．体幹からハーネスを通じ義手に動力を伝える場合，通常，上腕切断者で100mm程度のケーブル可動範囲と100N（約10kgf）以上の力が期待される．本研究では，プーリーと内部に摺動性に優れたプラスチック（UHMW）ライナーを内包したハウジングを開発し，動力伝達の効率を向上させた．

　プーリーシステムは，レバーアームを用いる方式に代わり，肘継手に取り付けたプーリーにケーブルを巻き付け，肘の屈曲と手先具の開閉を行う方式をいう．プーリーシステムでは肘継手屈曲に要するケーブル牽引量が少なくなり，上腕高位切断者のようにケーブル牽引量が少ない切断者においては特に有用性が高い．なお，プーリーの径は
- ケーブル牽引力の点からは大きいのがよく，30mm以上．
- 肘継手屈曲の制御性の点からは大きいのがよく，30mm以上．

● ケーブル牽引量のロスが少ない特性を活かすには小さいのがよく，40 mm 未満．

● 大きさの点からは可能な限り小さいのがよく，37 mm 未満．

● ケーブルの曲げ半径から 32 mm 以上．

との点を総合すると，プーリー径は 32 mm から 37 mm の間が適する．厚みは薄いのがよいが，ケーブル径の 2 倍と溝壁の厚みの和相当が必要である．また，摺動性に優れたプラスチックライナーを内包したハウジングは，伝達効率と耐久性の向上が期待できる．

被検者 12 名に義手効率検査法により，ライナーの有無，プーリーの有無，腋窩ループにケーブルを装着するラテラルバンドを設けた 9 字変形ハーネスと 8 字ハーネスの比較テストを実施した．ハウジング両端でのケーブルに張力センサを設け，ハーネス側のケーブル張力を牽引力，手先具側のケーブル張力を伝達力とし，ゴニオメータで角度を測定した．結果として，肩離断者の手先具（フック）開き幅は，肘屈曲角度 10 deg，90 deg，130 deg にて，プーリーシステムと 9 字変形ハーネスを用いた場合は最大開大，約 45 mm，20 mm であり，レバーアームと 9 字変形ハーネスを用いた場合は最大開大，約 20 mm，0 mm であり，レバーアームと 9 字変形ハーネスを用いた場合は約 50 mm，5 mm，0 mm であった．肘の屈曲の増加に対してプーリーが有効であり，操作効率の増加に寄与していた．9 字変形ハーネスも肘屈曲角度が小さいときに操作効率の改善に寄与していた．また，全被検者において，ライナー使用時は従来のハウジングに比べ伝達効率（＝100×伝達力/牽引力）が 10% 以上向上した．また，同じフック開き幅を得るための，肘屈曲角度 90 deg と 135 deg で牽引力は，従来のハウジングとレバーアーム方式，プーリー使用，プーリーとライナー使用の順で大きく，プーリー，ライナーの仕様が伝達効率改善に寄与することを示した．

4) Lawrence E. Carlson, Bradley D. Veatch, Daniel D. Frey；Efficiency of Prosthetic Cable and Housing, Journal of Prosthetics and Orthotics, 7(3), 96-99, (1995).


体内力源式（能動）義手のケーブルとハウジングシステムの摩擦は義手の構成要素を動作させる力を低減し，切断者はその補填にハーネスにより高い張力を生じせる必要があり，その結果，不快感や筋骨格系の二次障害につながる．本研究ではケーブルとハウジング間の摩擦係数と摩擦損失に関わる他因子の効果との関係のモデルの提案と実験による検証を行った．調査対象となるモデルの因子はケーブル種類，ケーブル・ハウジング種類，ケーブルの曲り角度，ケーブルの曲げ半径，ケーブル牽引力である．

固体間の摩擦としてクーロンの法則

$$F_f = \mu N$$

があり，$F_f$ が摩擦力，$N$ が 2 物体間の垂直抗力，$\mu$ が摩擦係数である．さらに，$T$ を一定速度での牽引力，$W$ を伝達力，$\theta$ をラジアン単位でのケーブル曲げ角とすると，

$$T = We^{\mu\theta}$$

は能動義手のケーブル・ハウジング系の挙動を正確に表す式であるといえる．なお，ここではケーブルがハウジング内で滑るものとして動摩擦のみを扱い，静止状態から滑りはじめに至る際の最大静止摩擦係数は動摩擦力よりも高くなる．

第4章　能動義手の適合検査におけるエビデンス

　本実験では，ウィンチでケーブルを牽引する牽引力をロードセルで計測し，曲げ角 100 deg となるよう直径 1.91 inch（約 48.5 mm）の円管表面にハウジングを取り付け，このハウジングを通したケーブルのもう一端に錘 23.7 lb（約 10.75 kg）をつるした．ケーブルは，ステンレス鋼 Hosmer Dorrance C-100，ナイロン製，ダクロン製を用いた．ステンレス鋼製ハウジングは Hosmer Dorrance 50455 と 50456，テフロンライナーは同社 50482 を用いた．

　この実験の結果，摩擦係数はステンレス製のケーブルとハウジングの 0.150 に比べ，テフロンライナー入りでは 0.092 と 40％低減し，ナイロン，ダクロンはライナー無しで 0.102（32％減），0.165（10％増），ライナー入りで 0.052（66％減），0.124（18％減）であった．これより低摩擦高分子化合物ケーブルとライナーを適切に選択することで摩擦係数は低減する．ケーブルの伝達効率（＝100×伝達力/牽引力）が，ケーブル曲げ角度と伝達効率の関係は指数関数モデルに適合することが実験結果より示された．この曲げ角度と先のケーブルとハウジングの関係で決まる摩擦係数から定まる伝達効率の関係を計算すると，曲げ角度の増大に伴い伝達効率が曲げ角度 120 deg では，低減が最も小さいナイロンケーブル・ライナ有りで 5％しかないのに対し，ステンレスケーブル・ライナ無しで 25％となり，低摩擦化の重要性があきらかである．

5）Gerwin Smit, Dick H Plettenburg；Efficiency of voluntary closing hand and hook prostheses, Prosthetics and Orthotics International, 34(4), 411-427, (2010).

　市販の随意閉じ（VO）式手先具 5 種（ハンド 3 種［Hosmer APRL VC ハンド，Hosmer Soft VC Male ハンド，Otto Bock 8K24］，フック 2 種［Hosmer APRL VC フック，TRS Gripper 2S］）を比較する．ISO2253：2006 section D6.8 は VC 手先具の安全（強度）試験法としてピンチ力 20 N 時の牽引力と牽引量を記録することを示している．しかしながら，VO 手先具の定量的な性能比較にはより多項目の測定を要する．そこで，手先具質量，最大開大幅，駆動ケーブルの牽引量，手先具閉鎖に要する仕事量，開閉の 1 サイクルでのヒステリシス，ピンチ力 15 N にて手先具閉鎖に要する仕事量，ピンチ力 15 N を発生するのに要するケーブル牽引力，ケーブル牽引力 0 ～ 100 N で生じるピンチ力，ケーブルロック時のピンチ力低下幅の計 9 項目を測定，算出した．手先具閉鎖に要する仕事量 $W$ は

$$W = \int_0^l F(x)\,dx$$

より算出する．ここで，$l$ を最大ケーブル牽引量，$F(x)$ をケーブル牽引量より算出される牽引力，$x$ をケーブル牽引力とする．またヒステリシス $\Delta W_{Hysteresis}$ は手先具閉鎖に要する仕事 $W_{closing}$ と開大に要する仕事 $W_{opening}$ との差分と定義した．効率的なメカニズムはヒステリシスが小さいとして評価できる．

$$\Delta W_{Hysteresis} = W_{closing} - W_{opening}$$

なお，本実験ではメカニズムの効率を評価し，グローブの特性は対象としなかったので，グローブ非装着にて実験した．試験機にてケーブル牽引量，牽引力，ピンチ力をロードセル，ポテンショメータにて測定，評価した．

● 手先具間で顕著な差があった．抵抗力に逆らい手先具閉鎖に要する仕事量ではハンドの仕

事量はフックの仕事量の 1.5 ～ 8 倍高かった. ハンドのヒステリシス（または散逸エネルギー）はフックのそれより 2 ～ 27 倍であった. 牽引力は Grip 2S フック（33 + 0.2 N）が最小, Soft VC Male ハンド（131 + 0.7 N）が最大であった. これらの結果は他の VO 手先具の傾向の範囲内であった.

● ピンチテストとプルテストより, Grip 2S フックの牽引力は疲労をきたさず継続しうる力の限界の範囲内であったが, 他の手先具は範疇外であり Soft ハンドは最大の牽引力を要した. このことから他の手先具ではピンチ力が維持できる時間の範囲が必要となる牽引力の大きさから制限を受け, 必要なピンチ力と操作系の伝達・操作効率に依存する.

● Taylor らによると肩の操作による最大牽引量は 53 ± 10 mm であり, 全手先具の測定の平均牽引量は範囲内であった. しかしながら, Grip 2S フックはその平均牽引量 − 標準偏差は範囲外となり, 一部の使用者はこの手先具の全可動範囲で手先具を使えない可能性がある.

● 測定されたケーブルロック作動後のピンチ力の低下幅（5.9 ± 0.3 ～ 14 ± 1.7 N）はロック前のピンチ力 15 N に対し比較的高く 40 ～ 90% であった. このため, ロック時に高い把持力を保持するためには 15 N より十分高いピンチ力を要し, 全手先具のロック機構は実用上改善なしでは確実な把持が可能とは言い難い.

なお, 実験時の条件として, グローブ非装着のため, 実用状態とは異なる. また, 手先具は未使用状態での実験であり, 手先具の弾性体（ゴム・ばね）の初期（全開大時）ばね張力はハンドでは 20 ～ 30 N, フックでは APRL フックで 12 N, Grip 2S で 3 N であり, 実使用時ではグローブの変形に要する力とケーブル系の摩擦力分の力が手先具の開大が始まる前に必要となり, 実操作に要するケーブル牽引力の特徴は異なる可能性がある.

6) Gerwin Smit, Raoul M Bongers, Corry K Van der Sluis, Dick H Plettenburg；Efficiency of voluntary opening hand and hook prosthetic devices：24 years of development? Journal of Rehabilitation Research and Development, 49(4), 523-534 (2012).


　義手の機械的性能に関する定量的データは, 義手の開発と選択において重要である. 本研究の主目的は, 成人サイズの随意開き（VO）式手先具の機械的性能を客観的に評価し, 試験した中で最も優れた手先具を選択することであった. 9 種の手先具（フック 4 種とハンド 5 種）を定量的に試験した（Hosmer 5XA フック, Hosmer Sierra 2 Load VO フック, RSL Steeper Carbon グリッパ, Otto Bock 10A60 フック, Becker Imperial ハンド, Hosmer Sierra VO ハンド, Hosmer ソフト VO ハンド, RSL Steeper VO ハンド, Otto Bock VO ハンド）. ピンチ力, 起動力, ケーブル変位, 質量, 開口スパンを測定し, 仕事とヒステリシスを計算し, その結果を 1987 年時の参考論文のデータと比較した.

● 全手先具のケーブル最大牽引量はフックでは Sierra 2 Load VO フックで 34 mm が最小で 5XA フックが 46 mm で最大であり, ハンドでは Sierra VO ハンドが 22 mm で最小, Otto Bock VO ハンドが 53 mm で最大であり, 肩の平均的な可動領域の範囲内であった.

● 全 9 種の手先具の最大作動力は Taylor らが求めた肩の最大可動力（280 ± 24 N）より十

第 4 章　能動義手の適合検査におけるエビデンス

分小さく，フックでは 10A60 フックの設定 1 が 36 N で最小，Sierra 2 Load フックの設定 2 が 117 N で最大であった．なお，5XA フックは力源ゴム 1 枚で 48±12.0 N，2 枚で 72±3.5 N，1 枚で 95±4.2 N であった．ハンドでは Becker Imperial ハンドが 65 N で最小，Steeper VO ハンドが 174 N で最大であった．なお，グローブ装着は作動力が 22 〜 41％増加した．また，ケーブル牽引量に対しケーブル牽引力は閉じた状態から急増したのち緩やかに増加し，全開大の直前で急増しピークとなり，それから閉じる方向に転じると急減したのち，増加時より低い力にて緩やかに減少しながら閉じる前まで低下し，閉じた状態に至る直前で急減し 0 になる．ハンドでは，Becker Imperial ハンドを除き，ケーブル牽引量に対し二次関数的に増加する傾向を示した．

● 手先具の最小開き幅が 0 〜 50 mm での仕事量とヒステリシスを算出した結果，入力エネルギーに対する散逸率は，フックでは 11％（5XA フック，力源ゴム 3 枚）が最小，46％（10A60 フック）が最大であり，ハンドでは 35％（Otto Bock VO ハンド）が最小，64％（Becker Imperial ハンド）が最大であった．

● ピンチ力は，対象サイズ 10 mm，20 mm，30 mm 幅に対して調査し，フックでは 9 N（5XA フック，力源ゴム 1 枚，30 mm 幅）が最小，37 N（10A60 フック，設定 2）が最大であり，ハンドでは 7 N（Sierra VO ハンド，10 mm 幅ならびに Steeper VO ハンド）が最小，18 N（Sierra VO ハンド，30 mm 幅）が最大であった．

Hosmer 5XA フックは力源ゴム 3 枚の設定が試験対象であったフックの中で最も優れていた．Hosmer Sierra VO ハンドは試験したハンドの中で最も優れていた．いずれの VO 手先具も 1987 年時の Corin らのデータより有意差があり，優位な手先具はなかった．

7）敦賀健志，松原裕幸，小林俊樹，昆恵介，清水新悟，野村知広，秋山正晴，野坂利也；上腕義手における肘継手屈曲機構の力学的解析，北海道科学大学研究紀要，40, 51-56, (2016).

上腕義手では，肘の屈曲角度が大きくなると手先具の開閉操作が困難になるという問題がある．この問題を解決するために考案されたのが肘プーリーユニットである．本研究の目的は，肘プーリーユニットの効果を統制実験環境下で定量的に比較評価することである．動的評価パラメータとして，牽引量，コントロールケーブルの牽引力，伝達効率を計測した．プーリーは小原工業製と近畿義肢製の 2 種とし，単軸ブロック式肘継手 Hosmer E-400 に取り付け，前腕部は小原工業製サドルと手継手から樹脂注型して製作し，能動フックを取り付けた．リフトレバーはアルミ製（2 mm 厚，幅 20 mm）とし，プーリーなしでは肘継手軸から 30 mm，プーリー有では 50 mm の位置の前腕部に取り付けた．ケーブル一式は Hosmer 上腕用ケーブルセット 2250 を用いた．ケーブル牽引は電動モータで一定速度（10 mm/s）に制御し，力はフォースゲージで計測，記録し，牽引量はノギスで，肘屈曲角度は最大伸展位から 135 deg までをゴニオメータで測った．

結果，プーリーユニットを使用するとコントロールケーブルの牽引量はプーリー有りでは肘継手屈曲角度と比例し，屈曲角度 135 deg で牽引量は約 40 mm であり，プーリー無しでは屈曲角度 135 deg で約 80 mm と約 2 倍となった．肘継手屈曲角度に対する牽引力はリフトレバー

ではピークは生じることなく30 deg（9 N）から105 deg（13 N）までは緩やかに増加するのに対し，プーリー使用時では牽引力は30 degから90 degまで増加し，約28 Nでピークを取りその後減少した．さらに，ケーブルの伝達効率は全条件で50％以上であったが，肘継手設定角度が最大伸展位ではリフトレバーが伝達効率80％以上であり，90 degと最大屈曲位では近畿義肢製のプーリーが最大で約70％であった．なお，伝達効率は肘継手が最大伸展位から最大屈曲位までの間でリフトレバーでは約20％低下するのに対し，近畿義肢製のプーリーでは約5％低下，小原工業製では約5％増加した．

　以上より肘プーリーユニットを用いることでケーブルの牽引量が低減され，肘継手最大屈曲位でも手先具の操作が容易になることを示せた．また，牽引力はリフトレバーよりも大きな力が必要であった．そのため，関節可動域が小さい上腕短断端や肩離断の義手使用者にとってプーリー使用は上腕能動義手の操作を改善するのに有効と言えるが，牽引力を20 N以上発生するのに制限がある場合には使用は望ましくないことが示せた．

# 付録　　各検査表用紙

1　身体機能検査表（前腕義手）

2　身体機能検査表（上腕義手）

3　義手検査表 A

4　義手検査表 B

5　義手検査表 C

6　義手装着適合検査表（前腕義手）

7　義手装着適合検査表（上腕義手）

8　義手操作適合検査表（前腕義手）

9　義手操作適合検査表（上腕義手）

# 身体機能検査表（前腕義手）

| 氏　名 ： | （　才） | 実施日： |
|---|---|---|
| 切断側 ： □ 右　　□ 左 | | 検査者名： |
| 性　別 ： □ 男　　□ 女 | | 身　長：　　　　　ｃｍ　体重：　　　　　ｋｇ |

<table>
<tr><td rowspan="3">1</td><td rowspan="3">断端部<br>の<br>状態</td><td>1．断端創の状態</td><td colspan="2">□断端創あり<br>□断端創なし</td><td>□治癒している<br>□治癒していない</td><td>□植皮なし<br>□植皮あり</td><td colspan="2">備考：</td></tr>
<tr><td>2．断端部感染兆候</td><td colspan="3">皮膚発赤・腫脹・熱感・疼痛などの確認<br>□あり　　　　□なし</td><td colspan="2">備考：</td></tr>
<tr><td>3．その他（参考事項）</td><td colspan="5">感覚障害、断端痛、幻肢・幻肢痛、浮腫、筋収縮など必要事項を適宜記載する</td></tr>
</table>

<table>
<tr><td rowspan="7">2</td><td rowspan="7">上肢長<br>の<br>測定</td><td>1．切断肢</td><td colspan="4">①断端長：上腕骨外側上顆〜断端末端部</td><td>cm</td></tr>
<tr><td rowspan="2">2．非切断肢</td><td colspan="4">②前腕長：上腕骨外側上顆〜橈骨茎状突起</td><td>cm</td></tr>
<tr><td colspan="4">③義手長参考値：上腕骨外側上顆〜母指先端</td><td>cm</td></tr>
<tr><td>3．切断レベル算出値</td><td colspan="4">切断レベルの算出方法（％）=①／②×100</td><td>%</td></tr>
<tr><td rowspan="3">切断<br>レベル</td><td>□前腕切断<br>極短断端<br><br>35％未満</td><td>□前腕切断<br>短断端<br><br>35％以上55％未満</td><td>□前腕切断<br>中断端（標準断端）<br><br>55％以上80％未満</td><td>□前腕切断<br>長断端<br><br>80％以上</td><td>□手関節離断</td></tr>
</table>

<table>
<tr><td rowspan="15">3</td><td rowspan="15">関節可動<br>域の測定</td><td rowspan="2">部位</td><td rowspan="2">運動方向</td><td colspan="2">自動運動</td><td colspan="2">他動運動</td></tr>
<tr><td>右<br>□切断側 □非切断側</td><td>左<br>□切断側 □非切断側</td><td>右<br>□切断側 □非切断側</td><td>左<br>□切断側 □非切断側</td></tr>
<tr><td rowspan="8">1．肩</td><td>屈　曲</td><td>°</td><td>°</td><td>°</td><td>°</td></tr>
<tr><td>伸　展</td><td>°</td><td>°</td><td>°</td><td>°</td></tr>
<tr><td>外　転</td><td>°</td><td>°</td><td>°</td><td>°</td></tr>
<tr><td>内　転</td><td>°</td><td>°</td><td>°</td><td>°</td></tr>
<tr><td>外　旋</td><td>°</td><td>°</td><td>°</td><td>°</td></tr>
<tr><td>内　旋</td><td>°</td><td>°</td><td>°</td><td>°</td></tr>
<tr><td>水平屈曲</td><td>°</td><td>°</td><td>°</td><td>°</td></tr>
<tr><td>水平伸展</td><td>°</td><td>°</td><td>°</td><td>°</td></tr>
<tr><td rowspan="2">2．肘</td><td>屈　曲</td><td>°</td><td>°</td><td>°</td><td>°</td></tr>
<tr><td>伸　展</td><td>°</td><td>°</td><td>°</td><td>°</td></tr>
<tr><td rowspan="2">3．前腕</td><td>回　内</td><td>°</td><td>°</td><td>°</td><td>°</td></tr>
<tr><td>回　外</td><td>°</td><td>°</td><td>°</td><td>°</td></tr>
</table>

2．上肢長の計測

切断レベルによる分類（前腕切断）

<両上肢切断の上肢長（想定値）>
② ＝ 0.14 × 切断者の身長
③ ＝ 0.21 × 切断者の身長

Checkout Chart of Body-powered Upper Limb Prosthesis -Japanese version- Checkout Chart for Physical Function(Transradial Amputee) © 2024
by The Japanese Society of Prosthetics and Orthotics is licensed under CC BY-ND 4.0

# 身体機能検査表（上腕義手）

氏　名：　　　　　　　（　　才）　　　　実施日：

切断側：□ 右　　□ 左　　　　　　　　　検査者名：

性　別：□ 男　　□ 女　　　　　　　　　身長：　　　　cm　体重：　　　　kg

| 1 | 断端部の状態 | 1．断端創の状態 | □断端創あり<br>□断端創なし | □治癒している<br>□治癒していない | □植皮なし<br>□植皮あり | 備考： |
| --- | --- | --- | --- | --- | --- | --- |
| | | 2．断端部感染兆候 | 皮膚発赤・腫脹・熱感・疼痛などの確認<br>□あり　　　□なし | | 備考： | |
| | | 3．その他（参考事項） | 感覚障害、断端痛、幻肢・幻肢痛、浮腫、筋収縮など必要事項を適宜記載する | | | |

| 2 | 上肢長の測定 | 1．切断肢 | ①肩峰～断端末端部：断端長 | | | | cm |
| --- | --- | --- | --- | --- | --- | --- | --- |
| | | 2．非切断肢 | ②肩峰～上腕骨外側上顆：上腕肘継手長 | | | | cm |
| | | | ③上腕骨外側上顆～母指先端：前腕手先具長 | | | | cm |
| | | | ④肩峰～母指先端：上腕義手の義手長（全長） | | | | cm |
| | | 3．切断レベル算出値 | 切断レベルの算出方法（%）=①／②×100 | | | | % |
| | | 切断レベル | □肩甲胸郭間切断<br>（フォークオーター切断） | □肩関節離断<br>（上腕骨頸部切断） | □上腕切断<br>短断端 | □上腕切断<br>標準断端 | □肘関節離断<br>（上腕切断長断端） |
| | | | | 0％以上30％未満 | 30％以上50％未満 | 50％以上90％未満 | 90％以上 |

| 3 | 関節可動域の測定 | 部位 | 運動方向 | 自動運動 || 他動運動 ||
| --- | --- | --- | --- | --- | --- | --- | --- |
| | | | | 右<br>□切断側 □非切断側 | 左<br>□切断側 □非切断側 | 右<br>□切断側 □非切断側 | 左<br>□切断側 □非切断側 |
| | | 肩 | 屈　曲 | ° | ° | ° | ° |
| | | | 伸　展 | ° | ° | ° | ° |
| | | | 外　転 | ° | ° | ° | ° |
| | | | 内　転 | ° | ° | ° | ° |
| | | | 外　旋 | ° | ° | ° | ° |
| | | | 内　旋 | ° | ° | ° | ° |
| | | | 水平屈曲 | ° | ° | ° | ° |
| | | | 水平伸展 | ° | ° | ° | ° |

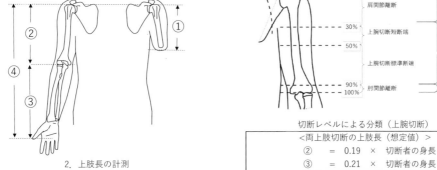

2．上肢長の計測

切断レベルによる分類（上腕切断）

<両上肢切断の上肢長（想定値）>
　② ＝ 0.19 × 切断者の身長
　③ ＝ 0.21 × 切断者の身長

Checkout Chart of Body-powered Upper Limb Prosthesis -Japanese version-　Checkout Chart for Physical Function (Transhumeral Amputee) © 2024 by The Japanese Society of Prosthetics and Orthotics is licensed under CC BY-ND 4.0

# 義手検査表　A　（□前腕義手　□上腕義手）

氏名　：　　　　　　　　　　　　　　（　　　才）　　　　　実地日：

切断側：　□　右　　□　左　　　　　　　　　　検査者名：

性別：　□　男　　□　女　　　　　　　　身長：　　　　　cm　体重　　　kg

| | | 項目 | 確認項目 | | 基準・標準 | check |
|---|---|---|---|---|---|---|
| 共通 | 1 | 仕様 | □処方箋 | | ・処方箋の仕様通りになっている | ⊗ |
| | | | □ソケット①　□手先具②　□手継手③ □肘継手④　□ハーネス⑤ □コントロールケーブル部品⑥ | | | ⊗ |
| | 2 | 仕上げ | □ソケット① | | ・滑らかな仕上げである | ⊗ |
| | | | □縫製⑦ | | ・しっかり縫えていて解けない | ⊗ |
| | | | □リベット⑧ | | ・突出や引っ掛かりがない | ⊗ |
| | 3 | 手先具 | □可動性② | | ・滑らかに全開大して戻る | ⊗ |
| | 4 | 手継手 | □固定性③ | | ・ケーブルを牽引し全開しても手先具が回らない | ⊗ |
| | | | □可動性③ | | ・手動で回旋できる | ⊗ |
| | 5 | コントロールケーブルシステム | □ケーブルの取付け | □ボールターミナル⑨ | ・遠位部に取付けられており、制御レバーに接続されている | ⊗ |
| | | | | □ハンガー⑩ | ・近位部に取付けられており、ハーネスと接続されている | ⊗ |
| | | | □ケーブルハウジングの長さと位置 | □近位部⑪ | ・ハンガーとハウジングが接触しない ・クリアランスは5〜10mm確保してある | ⊗ |
| | | | | □遠位部⑫ | ・ボールターミナルとハウジングが干渉しない ・クリアランスは5〜10mm確保してある | ⊗ |
| | | | □ベースプレートの固定性⑬ | | ・ガタついたり、外れたりしない | ⊗ |
| | 6 | ハーネスの腋窩パッド | □腋窩パッドの取付け⑭ | | ・腋窩ループに取付けられていて、幅は腋窩を覆う大きさである | ⊗ |
| | 7 | 義手の長さ | □義手長 | cm | ・設定通りである | ⊗ |
| | 8 | 義手の重さ | □重さ | g | ・標準値を参考にする | ⊗ |
| 前腕 | 9 | コントロールケーブルシステム | □クロスバーカバーの可動性⑮ | | ・ケーブルの走行に合わせて、スムーズに可動する | ⊗ |
| 上腕 | 10 | コントロールケーブルシステム | □ケーブルハウジングの長さと位置 | □肘継手部⑯ | ・上腕部の遠位端と前腕部の近位端が接触しない ・クリアランスは5〜10mm確保してある | ⊗ |
| | 11 | | □リフトレバー⑰ | □位置 | ・適切な位置にあるか | ⊗ |
| | | | | □可動性 | ・コントロールケーブルの走行に合わせて、スムーズに可動する | ⊗ |
| | 12 | 肘継手の屈曲可動域 | □屈曲角度④ | 度 | ・135度以上の可動域がある | ⊗ |
| | 13 | 肘屈曲に必要な力 | □要する力④ | kg | ・4,5kg以内である | ⊗ |
| | 14 | 肘継手の動作確認 | □ロック・アンロックの切替え動作の操作性⑱ | | ・滑らかな切替えができる | ⊗ |
| | 15 | ターンテーブル | □固定性⑲ | kg | ・ケーブルを牽引したときに回旋しない | ⊗ |
| | | | □可動性⑲ | | ・手動で回旋できる | ⊗ |

前腕義手

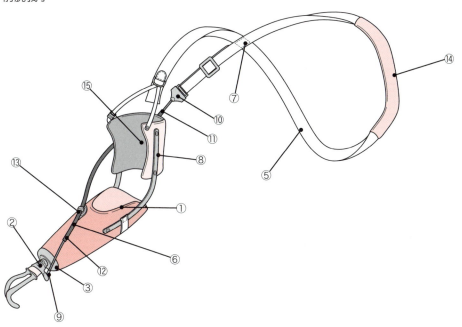

上腕義手

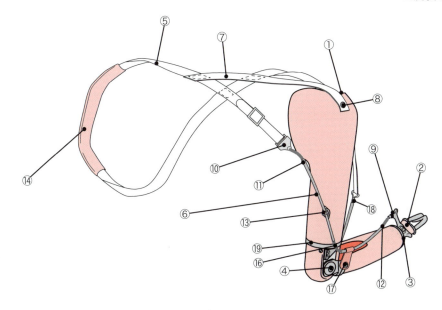

Checkout Chart of Body-powered Upper Limb Prosthesis -Japanese version- Checkout Chart for Upper Limb Prosthesis (Transradial Prosthesis /Transhumeral Prosthesis) © 2024 by The Japanese Society of Prosthetics and Orthotics is licensed under CC BY-ND 4.0

## 義手検査表　B　（□前腕義手　□上腕義手）

氏名　：＿＿＿＿＿＿＿＿＿＿＿＿＿（　　才）　　　実地日：＿＿＿＿＿＿＿＿＿＿＿＿

切断側：　□　右　　□　左＿＿＿＿＿＿＿＿　　検査者名：＿＿＿＿＿＿＿＿＿＿

性別：　□　男　　□　女＿＿＿＿＿＿＿＿　　身長：＿＿＿＿ cm　体重＿＿＿ kg

| | | 項目 | 確認項目 | | 基準・標準 | check |
|---|---|---|---|---|---|---|
| 共通 | 1 | 仕様 | □処方箋 | | ・処方箋の仕様通りになっている | ⊗ |
| | | | □ソケット①　□手先具②　□手継手③<br>□肘継手④　□ハーネス⑤<br>□コントロールケーブル部品⑥ | | | ⊗ |
| | 2 | 仕上げ | □ソケット① | | ・滑らかな仕上げである | ⊗ |
| | | | □縫製⑦ | | ・しっかり縫えていて解けない | ⊗ |
| | | | □リベット⑧ | | ・突出や引っ掛かりがない | ⊗ |
| | 3 | 手先具 | □可動性② | | ・滑らかに全開大して戻る | ⊗ |
| | 4 | 手継手 | □固定性③ | | ・ケーブルを牽引し全開しても手先具が回らない | ⊗ |
| | | | □可動性③ | | ・手動で回旋できる | ⊗ |
| | 5 | コントロールケーブルシステム | □ケーブルの取付け | □ボールターミナル⑨ | ・遠位部に取付けられており、制御レバーに接続されている | ⊗ |
| | | | | □ハンガー⑩ | ・近位部に取付けられており、ハーネスと接続されている | ⊗ |
| | | | □ケーブルハウジングの長さと位置 | □近位部⑪ | ・ハンガーとハウジングが接触しない<br>・クリアランスは5〜10mm確保してある | ⊗ |
| | | | | □遠位部⑫ | ・ボールターミナルとハウジングが干渉しない<br>・クリアランスは5〜10mm確保してある | ⊗ |
| | | | □ベースプレートの固定性⑬ | | ・ガタついたり、外れたりしない | ⊗ |
| | 6 | ハーネスの腋窩パッド | □腋窩パッドの取付け⑭ | | ・腋窩ループに取付けられていて、幅は腋窩を覆う大きさである | ⊗ |
| | 7 | 義手の長さ | □義手長　　　　　　　　　cm | | ・設定通りである | ⊗ |
| | 8 | 義手の重さ | □重さ　　　　　　　　　　g | | ・標準値を参考にする | ⊗ |

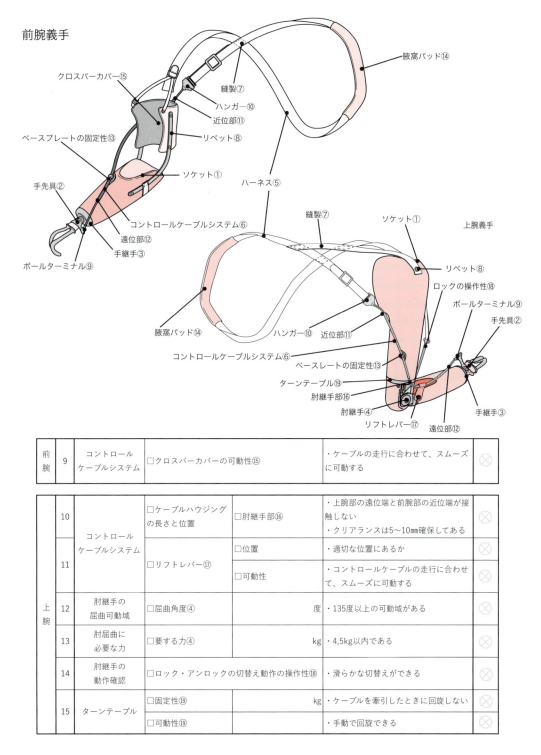

| | | | | | | |
|---|---|---|---|---|---|---|
| 前腕 | 9 | コントロールケーブルシステム | □クロスバーカバーの可動性⑮ | | ・ケーブルの走行に合わせて、スムーズに可動する | ⊗ |

| | | | | | | |
|---|---|---|---|---|---|---|
| 上腕 | 10 | コントロールケーブルシステム | □ケーブルハウジングの長さと位置 | □肘継手部⑯ | ・上腕部の遠位端と前腕部の近位端が接触しない<br>・クリアランスは5〜10mm確保してある | ⊗ |
| | 11 | | □リフトレバー⑰ | □位置 | ・適切な位置にあるか | ⊗ |
| | | | | □可動性 | ・コントロールケーブルの走行に合わせて、スムーズに可動する | ⊗ |
| | 12 | 肘継手の屈曲可動域 | □屈曲角度④ | 度 | ・135度以上の可動域がある | ⊗ |
| | 13 | 肘屈曲に必要な力 | □要する力④ | kg | ・4,5kg以内である | ⊗ |
| | 14 | 肘継手の動作確認 | □ロック・アンロックの切替え動作の操作性⑱ | | ・滑らかな切替えができる | ⊗ |
| | 15 | ターンテーブル | □固定性⑲ | kg | ・ケーブルを牽引したときに回旋しない | ⊗ |
| | | | □可動性⑲ | | ・手動で回旋できる | ⊗ |

Checkout Chart of Body-powered Upper Limb Prosthesis -Japanese version-  Checkout Chart for Upper Limb Prosthesis (Transradial Prosthesis /Transhumeral Prosthesis) © 2024 by The Japanese Society of Prosthetics and Orthotics is licensed under CC BY-ND 4.0

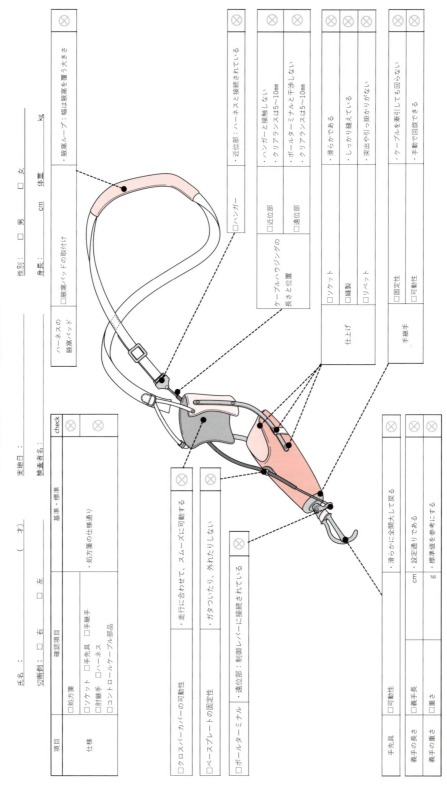

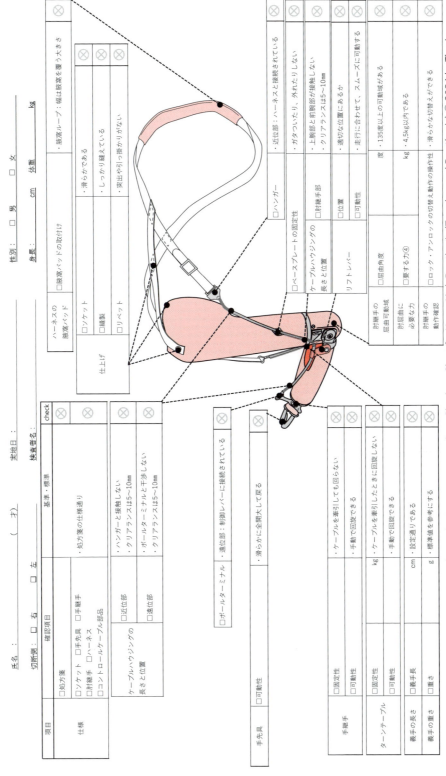

# 義手装着適合検査表（前腕義手）

氏 名 ： _____（　　才）

切断側 ： □ 右　□ 左

性 別 ： □ 男　□ 女

実施日： _____

検査者名： _____

身長： _____ c m　体重： _____ k g

| | 確認項目 | | 基準・標準 | check |
|---|---|---|---|---|
| 1 | 断端の収納状況 | | ・きつさ、ゆるさ、痛みがない | ⊗ |
| 2 | ソケットの適合 | | ・ソケットのずれや痛みがない<br>・断端に発赤等がない | ⊗ |
| 3 | たわみ継手の取り付け位置（図参照） | | ・たわみ継手の走行が上腕および前腕支持部の中心を通る<br>・たわみの位置が上腕骨外側上顆付近である | ⊗ |
| 4 | 上腕半カフの位置（図参照） | | ・上腕部中間（上腕二頭筋の筋腹）の位置である | ⊗ |
| 5 | ハーネス | ① ハーネスクロスの位置（図参照） | ・第7頚椎棘突起より70－100mm下方、10－15mm非切断側寄りである | ⊗ |
| | | ② コントロールアタッチメントストラップの走路（図参照） | ・肩甲骨の下方1/2〜1/3の間を走行する | ⊗ |
| | | ③ Yストラップの懸垂状況 | ・断端がソケットに適切に収納され義手を懸垂できている<br>・上腕半カフが上腕長軸に対して傾いていない<br>・前方支持バンドへの取付け部が鎖骨の下部である | ⊗ |
| | | ④ ハーネスのゆとり（図参照） | ・身体とハーネスの間に指１本が入る程度のゆとりがある | ⊗ |
| 6 | 義手の長さ（図参照） | | ・母指先端とフックの指こうわん曲部先端が同じ位置である | ⊗ |
| 7 | コントロールケーブルシステム | ① ベースプレートの位置 | ・開口部の遠位外側に位置している | ⊗ |
| | | ② クロスバーの位置 | ・上腕部の後面中央に位置している | ⊗ |
| | | ③ ハウジングの長さ　たるみ（図参照） | ・ハウジングと切断側上肢の間に指１本程度の隙間がある | ⊗ |
| | | ③ ハウジングの長さ　遠位 | ・ボールターミナルとハウジングが接触しない<br>・クリアランスが5-10mm程度である | ⊗ |
| | | ③ ハウジングの長さ　近位 | ・ハンガーとハウジングが接触しない<br>・クリアランスが5-10mm程度である | ⊗ |
| | | ④ ハンガーの位置 | ・腋窩付近に位置している | ⊗ |
| | | ⑤ コントロールケーブルシステムの走路（図参照） | ・ハーネスから手先具まで局所的に過度なわん曲がない | ⊗ |

Checkout Chart of Body-powered Upper Limb Prosthesis -Japanese version- Checkout Chart for Static Fitting of Upper Limb Prosthesis (Transradial Prosthesis) © 2024 by The Japanese Society of Prosthetics and Orthotics is licensed under CC BY-ND 4.0

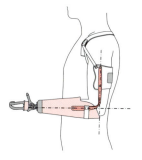

確認項目3

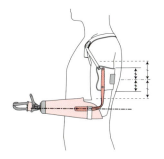

確認項目4

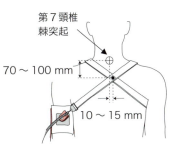

第7頸椎棘突起

確認項目5-①

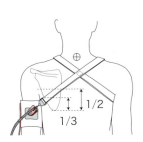

確認項目5-②

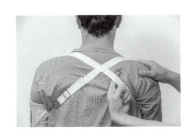

確認項目5-④

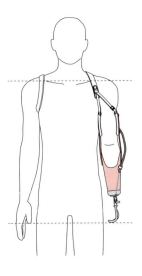

確認項目6

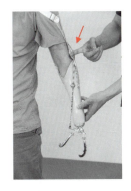

確認項目7-③

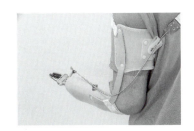

確認項目7-⑤

# 義手装着適合検査表（上腕義手）

氏 名 ：　　　　　　　　　　（　　才）　　実施日：

切断側 ： □ 右　　□ 左　　　　　　検査者名：

性 別 ： □ 男　　□ 女　　　　　　身長：　　　　　ｃｍ　　体重：　　　ｋｇ

| | 確認項目 | | | 基準・標準 | check |
|---|---|---|---|---|---|
| 1 | 断端の収納状況 | | | ・きつさ、ゆるさ、痛みがない<br>・ソケット外側上縁に隙間がない<br>・ソケットが過度に回旋しない | ⊗ |
| 2 | ソケットの適合 | | | ・ソケットのずれや痛みがない<br>・断端に発赤等がない | ⊗ |
| 3 | ハーネス | ① ハーネスクロスの位置<br>（図参照） | | ・第7頸椎棘突起より70－100mm下方、10－15mm非切断側<br>寄りである | ⊗ |
| | | ② コントロールアタッチメント<br>ストラップの走路（図参照） | | ・肩甲骨の下方1/2～1/3の間を走行する | ⊗ |
| | | ③ 外側懸垂バンドの懸垂状況<br>（図参照） | | ・断端がソケットに適切に収納され義手を懸垂できている | ⊗ |
| | | ④ 肘ロックコントロール<br>ストラップの長さ | | ・ロック機構が正しく切り替わり操作できる | ⊗ |
| | | ⑤ ハーネスのゆとり（図参照） | | ・身体とハーネスの間に指１本が入る程度のゆとりがある | ⊗ |
| 4 | 義手の長さ（図参照） | | | ・母指先端とフック指こうわん曲部先端が同じ位置である<br>・上腕骨外側上顆と肘継手軸が同じ位置である | ⊗ |
| 5 | コントロール<br>ケーブル<br>システム | ① ベースプレートの位置<br>（図参照） | | ・肩峰－肘継手軸の中間付近の高さで後外側面に位置して<br>いる | ⊗ |
| | | ② ハウジング<br>の長さ | 前腕ハウジング<br>遠位 | ・ボールターミナルとハウジングが接触しない<br>・クリアランスが5-10mm程度である | ⊗ |
| | | | 上腕ハウジング<br>近位 | ・ハンガーとハウジングが接触しない<br>・クリアランスが5-10mm程度である | ⊗ |
| | | ③ ハンガーの位置 | | ・腋窩付近に位置している | ⊗ |
| | | ④ コントロールケーブル<br>システムの走路（図参照） | | ・ハーネスから手先具まで局所的に過度なわん曲がない | ⊗ |

Checkout Chart of Body-powered Upper Limb Prosthesis -Japanese version-  Checkout Chart for Static Fitting of Upper Limb Prosthesis (Transhumeral Prosthesis) © 2024 by The Japanese Society of Prosthetics and Orthotics is licensed under CC BY-ND 4.0

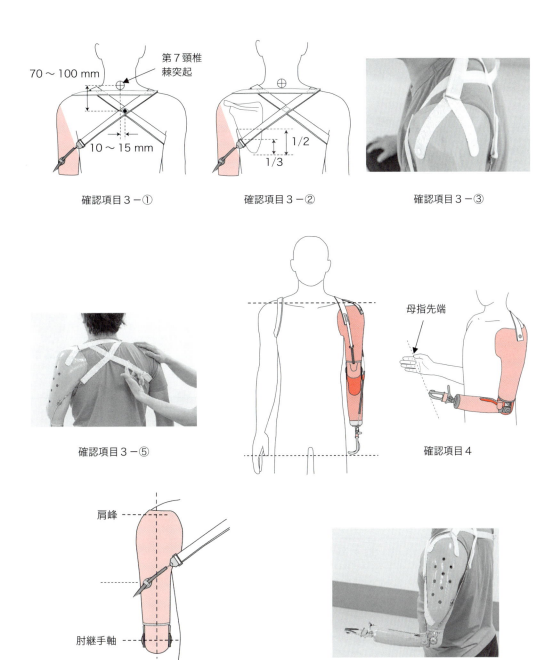

# 義手操作適合検査表（前腕義手）

氏　名　：　　　　　　　　　　（　　　才）　　　　　実施日：

切断側　：　□ 右　　□ 左　　　　　　　　　　　　検査者名：

性　別　：　□ 男　　□ 女　　　　　身長：　　　　　ｃｍ　体重：　　　　　ｋｇ

| | | 部位 | 運動方向 | □右　□左 | |
|---|---|---|---|---|---|
| | | | | 自動運動（義手非装着） | 自動運動（義手装着） |
| 1 | 可動域の測定 | 肩関節 | 屈　曲 | ° | ° |
| | | | 伸　展 | ° | ° |
| | | | 外　転 | ° | ° |
| | | | 内　転 | ° | ° |
| | | | 外　旋 | ° | ° |
| | | | 内　旋 | ° | ° |
| | | | 水平屈曲 | ° | ° |
| | | | 水平伸展 | ° | ° |
| | | 肘関節 | 屈　曲 | ° | ° |
| | | | 伸　展 | ° | ° |
| | | 前　腕 | 回　内 | ° | ° |
| | | | 回　外 | ° | ° |

| | | | | | | |
|---|---|---|---|---|---|---|
| 2 | 伝達効率<br>（コントロール<br>ケーブルシステム） | 手先具単体で開くときの力（①） | 1回目 | kg | ①平均：<br>kg | ●伝達効率<br>①／②×100= |
| | | | 2回目 | kg | | |
| | | | 3回目 | kg | | |
| | | ケーブルシステムを介して<br>開くときの力（②） | 1回目 | kg | ②平均：<br>kg | ％ |
| | | | 2回目 | kg | | |
| | | | 3回目 | kg | | （80％以上） |

| | | | | | |
|---|---|---|---|---|---|
| 3 | 操作効率 | 手先具単体の最大開き幅（③） | cm | 手先具の種類・品番： | |
| | | 肘関節90°屈曲位での手先具の開き幅（④） | cm | ●操作効率（肘関節90°屈曲位）<br>④／③×100= | ％（100％） |
| | | 口の前での手先具の開き幅（⑤） | cm | ●操作効率（口の前）<br>⑤／③×100= | ％（100％） |
| | | 会陰部の前での手先具の開き幅（⑥） | cm | ●操作効率（会陰部の前）<br>⑥／③×100= | ％（100％） |

| | | | |
|---|---|---|---|
| 4 | 手先具の<br>固定性と可動性 | 操作効率検査時の手先具の固定性 | □回旋しない　　□回旋する（調整必要） |
| | | 切断者が手先具を回旋できる可動性 | □回旋できる　　□回旋できない（調整必要） |
| 5 | 懸垂力に対する<br>安定性 | 10kgの重量物を手先具で懸垂した時の<br>安定性 | ソケット上縁のずれ　　　　cm（1.0cm以内） |

Checkout Chart of Body-powered Upper Limb Prosthesis -Japanese version- Checkout Chart for Dynamic Fitting of Upper Limb Prosthesis (Transracial Prosthesis) © 2024 by The Japanese Society of Prosthetics and Orthotics is licensed under CC BY-ND 4.0

# 義手操作適合検査表（上腕義手）

氏　名　： _____ （　　　才）　　　実施日： _____

切断側　：　□　右　　□　左　　　　　　　　　　　　検査者名： _____

性　別　：　□　男　　□　女　　　　　　　身長：　　　　　　ｃｍ　体重：　　　　　　ｋｇ

| | | 部位 | 運動方向 | □右　　□左 自動運動（義手非装着） | 自動運動（義手装着） |
|---|---|---|---|---|---|
| 1 | 可動域の測定 | 肩関節 | 屈　曲 | ° | ° |
| | | | 伸　展 | ° | ° |
| | | | 外　転 | ° | ° |
| | | | 内　転 | ° | ° |
| | | | 外　旋 | ° | ° |
| | | | 内　旋 | ° | ° |
| | | | 水平屈曲 | ° | ° |
| | | | 水平伸展 | ° | ° |
| | | 肘継手 | 屈　曲 | | （135°以上） ° |
| | | 肘継手の最大屈曲に要する肩関節の屈曲角度 | | | （45°以内） ° |

| | | | | |
|---|---|---|---|---|
| 2 | 伝達効率（コントロールケーブルシステム） | 手先具単体で開くときの力（①） | 1回目　　kg | ●伝達効率 |
| | | | 2回目　　kg | ①平均：　　　kg　　①／②×100= |
| | | | 3回目　　kg | |
| | | ケーブルシステムを介して開くときの力（②） | 1回目　　kg | ②平均：　　　kg |
| | | | 2回目　　kg | ％ |
| | | | 3回目　　kg | （70%以上） |

| | | | | |
|---|---|---|---|---|
| 3 | 操作効率 | 手先具単体の最大開き幅（③） | cm | 手先具の種類・品番： |
| | | 肘継手９０°屈曲位での手先具の開き幅（④） | cm | ●操作効率（肘継手90°屈曲位）④／③×100=　　　%（100%） |
| | | 口の前での手先具の開き幅（⑤） | cm | ●操作効率（口の前）⑤／③×100=　　　%（50%以上） |
| | | 会陰部の前での手先具の開き幅（⑥） | cm | ●操作効率（会陰部の前）⑥／③×100=　　　%（50%以上） |

| | | | | |
|---|---|---|---|---|
| 4 | 手先具の固定性と可動性 | 操作効率検査時の手先具の固定性 | □回旋しない | □回旋する（調整必要） |
| | | 切断者が手先具を回旋できる可動性 | □回旋できる | □回旋できない（調整必要） |
| 5 | ターンテーブルの固定性と可動性 | 操作効率検査時のターンテーブルの固定性 | □回旋しない | □回旋する（調整必要） |
| | | 切断者がターンテーブルを回旋できる可動性 | □回旋できる | □回旋できない（調整必要） |
| 6 | 懸垂力に対する安定性 | 10kgの重量物を手先具で懸垂した時の安定性 | ソケット上縁のずれ | cm（1.0cm以内） |
| 7 | 肘ロックコントロールストラップの適合 | 歩行時の不随意な肘継手の固定 | □固定しない | □固定する（調整必要） |
| | | 肩関節外転60°までの肘継手の不随意な固定 | □固定しない | □固定する（調整必要） |
| | | 検査者の誘導操作による肘継手の固定と解除 | □固定・解除できる | □固定・解除できない（調整必要） |

Checkout Chart of Body-powered Upper Limb Prosthesis -Japanese version-  Checkout Chart for Static Fitting of Upper Limb Prosthesis (Transhumeral Prosthesis) © 2024 by The Japanese Society of Prosthetics and Orthotics is licensed under CC BY-ND 4.0

能動義手適合検査マニュアル　　ISBN978-4-263-26688-5

2025年2月10日　第1版第1刷発行

監　修　日本義肢装具学会
発行者　白　石　泰　夫
発行所　医歯薬出版株式会社

〒113-8612　東京都文京区本駒込1-7-10
TEL.　(03) 5395-7628 (編集)・7616 (販売)
FAX.　(03) 5395-7609 (編集)・8563 (販売)
https://www.ishiyaku.co.jp/
郵便振替番号　00190-5-13816

乱丁，落丁の際はお取り替えいたします．　　印刷・壮光舎印刷／製本・壮光舎印刷
Ⓒ Ishiyaku Publishers, Inc., 2025. Printed in Japan

本書の複製権・翻訳権・翻案権・上映権・譲渡権・貸与権・公衆送信権 (送信可能化権を含む)・口述権は，医歯薬出版(株)が保有します．

本書を無断で複製する行為 (コピー，スキャン，デジタルデータ化など) は，「私的使用のための複製」などの著作権法上の限られた例外を除き禁じられています．また私的使用に該当する場合であっても，請負業者等の第三者に依頼し上記の行為を行うことは違法となります．

JCOPY ＜出版者著作権管理機構 委託出版物＞

本書をコピーやスキャン等により複製される場合は，そのつど事前に出版者著作権管理機構 (電話03-5244-5088, FAX 03-5244-5089, e-mail:info@jcopy.or.jp) の許諾を得てください．